鼻咽癌手术
3D内镜解剖图谱

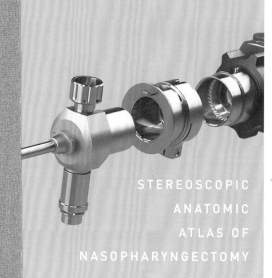

STEREOSCOPIC
ANATOMIC
ATLAS OF
NASOPHARYNGECTOMY

主　编　余洪猛　孙希才

副主编　张焕康　刘　全

编者及单位

余洪猛　复旦大学附属眼耳鼻喉科医院

孙希才　复旦大学附属眼耳鼻喉科医院

张焕康　复旦大学附属眼耳鼻喉科医院

刘　全　复旦大学附属眼耳鼻喉科医院

赵卫东　复旦大学附属眼耳鼻喉科医院

顾　晔　复旦大学附属眼耳鼻喉科医院

于华鹏　复旦大学附属眼耳鼻喉科医院

赵可庆　复旦大学附属眼耳鼻喉科医院

薛　凯　复旦大学附属眼耳鼻喉科医院

宋小乐　复旦大学附属眼耳鼻喉科医院

王　欢　复旦大学附属眼耳鼻喉科医院

王　勇　开远市人民医院

蒋晓文　华中科技大学协和深圳医院

王旭辉　中国人民解放军陆军特色医学中心

人民卫生出版社
·北　京·

版权所有，侵权必究！

图书在版编目（CIP）数据

鼻咽癌手术3D内镜解剖图谱/余洪猛,孙希才主编
. —北京:人民卫生出版社,2022.7
ISBN 978-7-117-33344-3

Ⅰ.①鼻… Ⅱ.①余…②孙… Ⅲ.①鼻咽癌—外科
手术—图解 Ⅳ.①R739.63-64

中国版本图书馆CIP数据核字（2022）第130855号

人卫智网	www.ipmph.com	医学教育、学术、考试、健康，购书智慧智能综合服务平台
人卫官网	www.pmph.com	人卫官方资讯发布平台

鼻咽癌手术3D内镜解剖图谱

Biyan'ai Shoushu 3D Neijing Jiepou Tupu

主　　编：余洪猛　孙希才
出版发行：人民卫生出版社（中继线 010-59780011）
地　　址：北京市朝阳区潘家园南里19号
邮　　编：100021
E - mail：pmph @ pmph.com
购书热线：010-59787592　010-59787584　010-65264830
印　　刷：北京盛通印刷股份有限公司
经　　销：新华书店
开　　本：889×1194　1/16　　印张：9
字　　数：266千字
版　　次：2022年7月第1版
印　　次：2022年9月第1次印刷
标准书号：ISBN 978-7-117-33344-3
定　　价：218.00元

打击盗版举报电话：010-59787491　E-mail: WQ @ pmph.com
质量问题联系电话：010-59787234　E-mail: zhiliang @ pmph.com
数字融合服务电话：4001118166　E-mail: zengzhi @ pmph.com

主编简介

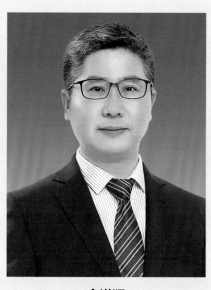

余洪猛
主任医师,博士研究生导师

复旦大学附属眼耳鼻喉科医院副院长。中国医学科学院内镜下鼻颅底肿瘤外科治疗创新单元主任。

兼任中国医师协会耳鼻咽喉头颈外科医师分会鼻科学组副组长,中国中西医结合学会耳鼻咽喉科专业委员会秘书长,中国人体健康科技促进会鼻咽癌专业委员会主任委员、鼻科专业委员会副主任委员,中国医疗保健国际交流促进会鼻咽癌防治分会常务委员。

在国内成立首个内镜下鼻颅底肿瘤的外科治疗创新单元,带领鼻颅底外科团队提出了鼻咽癌的内镜手术新分型,开创了侵犯到颈内动脉的晚期鼻咽癌的挽救性手术切除和重建,在国内率先采用颈内动脉栓塞技术,创新使用了覆膜支架和颞肌瓣、颏下瓣鼻咽颅底修复技术等,建立了鼻咽癌外科治疗创新体系,挽救了大量晚期复发性鼻咽癌患者的生命。在嗅觉相关疾病领域,致力于嗅觉障碍的基因及细胞治疗,利用嗅觉干细胞及类器官培养与移植促进临床研究成果的转化。主持包括中国医学科学院创新单元、国家自然科学基金面上项目、上海市启明星人才计划,上海市重大创新临床项目等多项重大、重点项目及课题。

主编简介

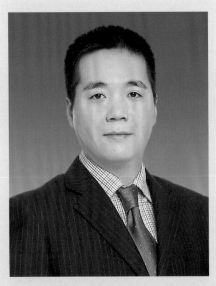

孙希才
副主任医师，硕士研究生导师

复旦大学附属眼耳鼻喉科医院鼻科副主任。主攻鼻科及鼻颅底外科。

2010年毕业于复旦大学附属眼耳鼻喉科医院，获博士学位。2018年6月—2019年6月美国哈佛大学医学院学习临床研究（GCSRT）。2016年3月—2017年9月任美国匹兹堡大学医学院颅底外科中心实验研究员，师从Juan C. Fernandez-Miranda教授学习颅底解剖及手术。

兼任中华医学会耳鼻咽喉头颈外科分会中青年委员会委员，中华医学会耳鼻咽喉头颈外科分会鼻科学组秘书，中国医师协会耳鼻咽喉头颈外科医师分会颅底学组委员，中国医师协会内镜医师分会第一届耳鼻咽喉内镜专业委员会副秘书长，中国医师协会内镜医师分会第三届委员会副总干事，中国医疗保健国际交流促进会颅底外科分会青年委员，中国中西医结合学会耳鼻咽喉科专业委员会委员、鼻颅底肿瘤及嗅觉专病专家委员会副主任委员。

　　鼻咽癌是我国最常见的头颈部恶性肿瘤。初发的鼻咽癌首选放疗。随着放疗技术不断提高，鼻咽癌放疗后的局部控制率也在不断提高，但仍有 15%~30% 的患者复发。复发性鼻咽癌再放疗面临两个难题：一是复发性鼻咽癌往往对再次放疗不敏感，容易产生放疗抵抗；二是脑神经损伤、颞叶坏死和放射性骨坏死的发生率达 26%~57%。为了避免再次放疗导致的严重并发症，越来越多的学者推荐手术治疗。有研究显示手术治疗的总体生存率与再次放疗无差异，甚至更高。

　　以前，复发性鼻咽癌的手术主要是外入路手术，其存在创伤大、且深部结构暴露受限的局限性。随着内镜外科技术的不断提高，内镜外科创伤小、深部结构暴露佳的优势得到广泛认同，加之我们对鼻颅底解剖的认识逐渐深入，内镜下复发性鼻咽癌切除术逐步成为复发性鼻咽癌首选的手术治疗方案。但鼻咽、颅底的解剖复杂多变，涉及鼻颅底、颈内动脉、后组脑神经等重要结构，要想达到肿瘤全切需要有丰富的鼻颅底解剖知识、手术技巧、并发症处理方法。另外，不同分期的复发性鼻咽癌如何进行规范化的手术切除仍无统一意见，亟需建立内镜下切除复发性鼻咽癌的手术分型，进而规范复发性鼻咽癌的外科治疗。

　　3D 鼻内镜较 2D 鼻内镜最大优势是可以提供三维显示，带来更加真实和舒适的立体显示，对于复杂的颅底解剖训练和临床手术具有重要意义。综合以上原因，笔者团队制作了一套 3D 内镜鼻咽癌手术分型解剖图谱，通过尸头解剖介绍了 3D 鼻内镜解剖基础及内镜鼻咽癌手术方法。希望能为复发性鼻咽癌的外科治疗提供临床指导意见。同时，希望能起到抛砖引玉的作用，欢迎广大同仁提出自己的意见和建议，为实现复发性鼻咽癌的规范化治疗奠定基础。

　　书中解剖图采用 3D/4K 内镜摄像系统（XION，德国）拍摄，该系统独有的 4mm 直径 0° 和 30° 3D 高清超广角内镜。裸眼式 3D 图片采用裸眼多视点技术，使双眼看到两幅具有视差的、有所区别的画面。通过立体视图镜阅读本书，可身临其境观察到颅底复杂解剖结构之间的空间关系。

　　由于复发性鼻咽癌的手术治疗正处于快速发展阶段，解剖认识与手术理念日新月异，我们的经验仍需进一步的积累和沉淀。因而编写本图谱之时难免会出现疏漏或不当之处，恳请各位同仁批评与指正，我们将及时更新和完善。

余洪猛

2022 年 5 月

| 资 助 基 金 |

1. 中国医学科学院医学与健康科技创新工程项目（No.2019-I2M-5-003）

2. 上海市科学技术委员会科技创新行动计划临床医学项目（No.19411950600）

3. 基于人工智能的鼻颅底手术机器人关键技术与应用研究（No.2021-008）

4. 复发性鼻咽癌多学科协作诊疗能力建设（2021年医疗服务与保障能力提升项目 - 国家临床重点专科建设项目 Z155080000004）

CONTENTS | 目 录

第一章

总　　论
Introduction

第一节　复发性鼻咽癌的治疗概述

鼻咽癌是发生于鼻咽部及鼻颅底区域的上皮来源恶性肿瘤,是我国高发肿瘤之一。鼻咽癌在东南亚国家和我国南方的发生率较高,其中以我国广东省发病率最高(年发病率为 25/100 000 ~ 50/100 000[1])。初发鼻咽癌首选放射治疗(以下简称放疗),随着放疗技术不断提高,鼻咽癌患者预后已得到明显改善,但仍有 10% ~ 15% 的患者复发[2,3]。由于再次放疗难以取得满意的疗效,同时再次放疗的并发症较多,复发性鼻咽癌的治疗面临巨大的挑战。相比再次放疗,内镜手术可以更好地延长患者生存时间、改善生活质量、减少并发症的发生以及降低患者总体医疗费用,近年来越来越多的学者推荐采用鼻内镜下鼻咽扩大切除术进行治疗。然而鼻咽颅底解剖的复杂性增加了内镜手术切除病变的难度和风险。如何扩大其手术适应证是鼻颅底外科医师面临的重要问题。

为了规范复发性鼻咽癌的手术治疗、促进鼻咽癌手术的同质化、方便不同中心的临床对照研究,复旦大学附属眼耳鼻喉科医院鼻颅底外科团队系统地提出鼻咽癌内镜手术分型体系[4-6](表 1-1-1,图 1-1-1)。同时总结了多项颈内动脉处理技术(颈内动脉数字减影血管造影护航、颈内动脉栓塞、颈内动脉搭桥、颈内动脉覆膜支架)和鼻颅底重建技术(采用鼻中隔黏膜瓣、颞肌瓣、颏下瓣等重建)。这些技术的提升将以前认为不可切除的复发性鼻咽癌逐渐转变成了可切除,越来越多的患者从中受益。

手术的创新源于对解剖的探索,手术的安全基于对解剖的理解。复旦大学附属眼耳鼻喉科医院鼻颅底中心借鉴匹兹堡大学医学中心(University of Pittsburgh Medical Center, UPMC)颅底外科中心培养模式,秉承"从解剖实验室到手术室(from the lab to the OR)"的理念,努力打造我国的鼻颅底外科"圣地"。本中心建立最具特色的 3D 鼻颅底解剖实训中心,具备 4K 超高清摄像系统。我们在保证鼻颅底解剖准确性的前提下,努力将鼻颅底解剖实用化、精细化和艺术化,以此推广鼻颅底解剖技术,推动鼻咽癌外科技术的发展。

表 1-1-1　鼻咽癌内镜手术分型体系

手术分型	切除范围	肿瘤分期	是否颅底重建
Ⅰ型	鼻咽中线区、蝶窦、鼻腔及筛窦	rT₁ 和 rT₃(中线区)	否
Ⅱ型	在Ⅰ型基础上向外侧扩展,另包含咽鼓管软骨段、咽旁间隙和岩斜区内侧	rT₂	是
Ⅲ型	在Ⅱ型的基础上向外侧扩展,包括岩斜区外侧、颞下窝、颅中窝底(硬膜外)、眼眶及眶上裂,海绵窦和脑神经	rT₃(旁中线区)和 rT₄(颅外)	是
Ⅳ型	在Ⅲ型的基础上广泛暴露/切除咽旁段、岩骨段和破裂孔段颈内动脉;颅中窝内病变	rT₄	是

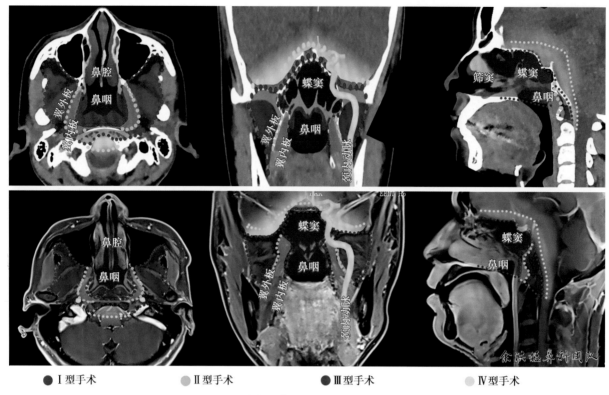

● Ⅰ型手术　　　● Ⅱ型手术　　　● Ⅲ型手术　　　● Ⅳ型手术

图 1-1-1　内镜下鼻咽癌切除术手术分型范围

参 考 文 献

1. CHAN J Y. Surgical management of recurrent nasopharyngeal carcinoma. Oral Oncol, 2014, 50: 913-917.

2. LEE A W, MA B B, NG W T, et al. Management of nasopharyngeal carcinoma: current practice and future perspective. J Clin Oncol, 2015, 33(29): 3356-3364.

3. YU K H, LEUNG S F, TUNG S Y, et al. Survival outcome of patients with nasopharyngeal carcinoma with first local failure: a study by the Hong Kong Nasopharyngeal Carcinoma Study Group. Head Neck, 2005, 27: 397-405.

4. 刘全,孙希才,于华鹏等. 鼻内镜下鼻咽癌切除术的手术分型. 山东大学耳鼻喉眼学报, 2019, 33: 39-45.

5. LIU Q, SUN X, LI H, et al. Types of transnasal endoscopic nasopharyngectomy for recurrent nasopharyngeal carcinoma: Shanghai EENT Hospital Experience. Front Oncol, 2020, 10: 555862.

6. LIU J, YU H, SUN X, et al. Salvage endoscopic nasopharyngectomy for local recurrent or residual nasopharyngeal carcinoma: a 10-year experience. Int J Clin Oncol, 2017, 22(5): 834-842.

第二节　3D 内镜鼻颅底解剖场所和器械准备

开展内镜鼻颅底外科手术,必须具备扎实的颅底解剖知识。通过严格的鼻颅底解剖训练,反复的操作和观摩,才能在手术室中得心应手,并开拓创新手术入路。所以颅底解剖室的工作是鼻颅底外科医师培训的基础。关于颅底解剖使用的设置与布局,根据国际一些著名的颅底实验室和我们的工作实验室情况进行以下介绍。

一、场所准备

鼻颅底外科解剖室或称鼻颅底外科实验室,主要用于从事与颅底外科手术入路有关的内镜解剖和显微解剖工作。实验室可根据所处的条件,自行设计,但应该宽敞明亮,具有良好的通风设备,以保证操作人员在实验室内身心不至于疲劳。其布局主要包括更衣室、教室、解剖室、标本准备间、标本储藏室及污物处理间。

1. **更衣室准备** 解剖工作人员进入更衣室内更换手术衣帽、口罩,戴好手套,穿手术服后方可进入解剖室。更衣室内设有更衣柜和淋浴室。操作结束后,操作人员应将口罩、帽子、手套置于污物桶内,在淋浴室内冲洗后,更换衣服。

2. **教室准备** 教室应配备与教学相关的 3D 显示器或投影仪,用于分享讲解鼻颅底解剖图片和视频,供大家互相观摩、学习。对操作者而言,每次操作结束后应做实验记录。指导教师可以在教室内讲授每日所要进行的实验操作内容和相关鼻颅底解剖知识。

3. **解剖室准备** 解剖室是从事鼻颅底外科相关手术入路的解剖场所,应具有良好的照明与通风设备,同时应配备有紫外线灯,定期消毒。解剖室内应备有鼻内镜、鼻颅底手术器械、鼻颅底动力系统、高速磨钻、电动吸引器、解剖台、尸头固定架、普通手术器械、输液架、冲洗桶、污物桶等。

二、器械准备

1. **鼻内镜** 鼻内镜是硬性内镜,带有光线充足的冷光源,通过镜像放大,能深入鼻腔清晰地观察到从前到后的解剖结构。临床上常用的内镜为 0°、30° 和 70° 三种,直径为 4.0mm,镜身长 180mm,这种内镜视野大,亮度好。对于儿童患者,可用直径 2.7mm 内镜。同时应备有冷光源和光源导线。当前的内镜图像显示系统结合了内镜、显示系统和电脑工作站为一体。通过显像系统的信号将内镜影像输入电脑进行数字化处理,实时显示图像,可进行图像冻结、采集、存储。目前有针对耳鼻咽喉科设计并且支持所有诊断和手术应用的全新内镜系统,其为一套完整的、高清晰度的视频和存储系统,用于内镜和显微外科应用(图 1-2-1)。

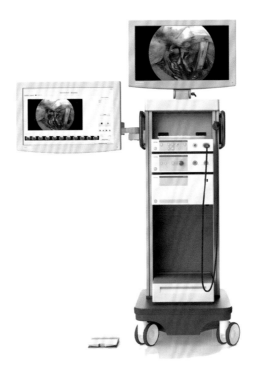

图 1-2-1 内镜系统
该内镜系统配备创新性的台车和固定在其中的各个组件,形成功能强大的匹配系统。DiVAS 软件确保便捷地生成诊断评估、记录和有关患者的数据储存。诊断和治疗数据被记录、评估和存档。其系统可以相互联网,以及通过标准接口(DICOM、HL7)与 HIS/PACS 连接。

2. **3D 高清内镜系统**　相较于 2D 鼻内镜,3D 鼻内镜最大优势是可以提供三维显示,为操作者带来更加真实和舒适的立体显示(图 1-2-2)。手术全程 3D 显示,同时 3D 影像实时录制,亦可实时转播,为外科医师提供优越的立体感。直径 4mm 的 0° 和 30° 高清广角 3D 内镜可以满足鼻颅底手术和解剖的需求(图 1-2-3)。这对于复杂的颅底解剖训练和临床手术具有重要意义。

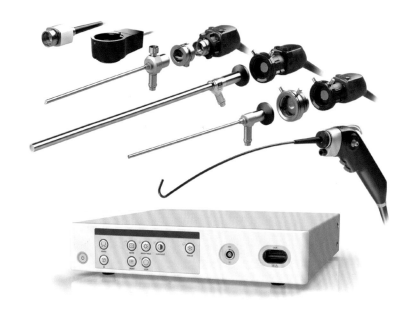

图 1-2-2　3D 和 4K 内镜系统
3D 和 4K 内镜系统,其开发理念是通过一个单独的摄像系统为软性和硬性内镜提供一个 3D 和 4K 影像平台,由此将创造更为安全便捷的诊治方法及使用领域。

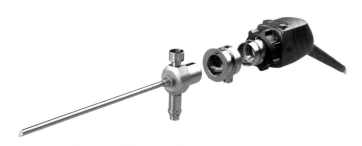

图 1-2-3　直径 4mm 的 30° 高清广角 3D 内镜

3. **鼻颅底解剖器械**

(1)普通外科手术器械。主要包括:手术刀柄和刀片,剥离子,各种类型止血钳(直、弯、蚊式),剪刀(直、弯、长式),镊子(显微枪状镊、有齿镊、无齿镊),持针器,开口器,乳突拉钩,吸引器(大、中、小),脑压板(宽、中、窄),骨凿。

(2)鼻颅底手术器械。主要包括:0°、45° 和 90° 筛窦钳,各种角度的剪刀、咬切钳和咬骨钳,以及各种不同角度的吸引器、剥离子(图 1-2-4)。由于鼻颅底手术器械多属于高度精密仪器设备,许多部件材质特殊、结构复杂、造价高、使用周转频繁、使用后清洗困难、消毒灭菌难度大。因此,在使用时应注意保护,动作轻柔。解剖过程中,被污液或组织污染,应适当擦拭,并及时冲洗,彻底冲洗可有效去除器械的节点和缝隙处的组织及其他污染物。使用完毕后应认真地清洗、消毒和保养。一把好的手术器械如使用和维护得当,其使用寿命可达 10 年,保护好手术器械能延长其使用寿命,为科室、医院节省开支。

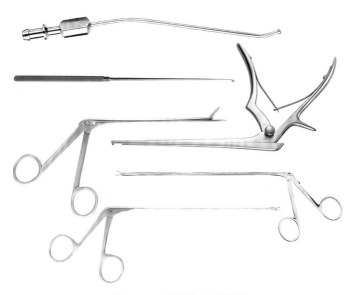

图 1-2-4 鼻颅底手术器械

良好的鼻颅底手术器械需具备以下特点：手柄和管鞘配置牢靠；剪裁工具精确，即使是极坚硬的组织，裁剪平整、干净；多种形状、多种钳芯配置和低边钳口，可轻松进入关节缝隙中；手柄设计舒适而人性化，可降低因长时间手术造成的术者手部疲劳。

4. **鼻颅底动力系统** 鼻颅底动力系统可以极大地提高了鼻颅底手术的效率，其主要包括切割系统和磨钻系统。

（1）切割系统主要是切割吸引器。切割吸引器连接负压吸引器，在吸除病变组织的同时，刀头进行往返切割，达到清除病变组织的目的（图 1-2-5）。其直接作用于病灶组织，操作精准，时间短。注水泵带来的水流及时冲走刀头中的病变组织，避免了堵塞操作手柄而带来的麻烦。

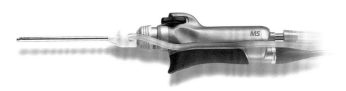

图 1-2-5 M5 切割吸引器

（2）磨钻系统包括各种类型的磨钻。鼻颅底包含复杂的骨质结构，如想暴露病变组织，需要去除阻挡的骨质，故磨钻系统是鼻颅底手术必不可少的设备（图 1-2-6）。优质的磨钻需具备以下几个特征：①转速高、扭矩强，以便快速地去除骨质；②体积小、重量轻、长时间运行不发热，以便外科医师长时间工作而不感到疲惫；③具备可调速的冲水系统，以便及时去除骨粉，保持视野清晰；④噪声低，避免外科医师受到干扰或产生不良情绪；⑤运行平稳、无抖动，这对深部颅底手术更有意义。

5. **影像导航系统** 影像导航系统主要应用术中实时导航，也常用于解剖演示（图 1-2-7）。

6. **解剖台和尸头固定器** 解剖台可以设计成盆形状，配备冲水龙头，冲洗时使水流和小组织碎屑、骨末等流进污物桶内。台盆大小应大于头架，以便放置头架。解剖台的台面可以放置解剖器械，台面高度根据显微镜和头架的高度进行调整，一般高度在 60 ~ 70cm。解剖台表面光滑，便于擦洗，同时应有良好的稳定性。根据鼻颅底外科器械的需要，可以在主解剖台旁加附属台。固定头架有多种多样，其基本要求是对标本固定良好，在解剖中不易偏离移位。头架与实验台的安装高度必须适合鼻内镜的可操作高度（图 1-2-8）。

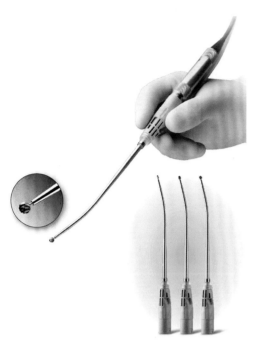

图 1-2-6　Stylus 颅底钻

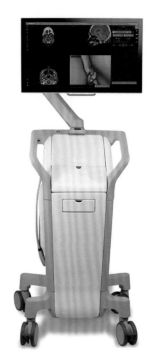

图 1-2-7　StealthStation 影像导航系统
其可提供从术前计划、术中影像、神经监护、导航定位，手术工具，及术后确认一系列的手术整体解决方案，为鼻颅底外科手术保驾护航。

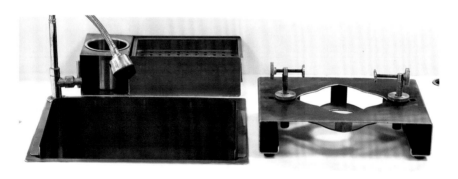

图 1-2-8　解剖台和尸头固定器

三、标本的准备和保存

标本的准备和保存直接影响解剖的开展质量。一具准备好的标本，经过经验丰富的鼻颅底医师灵巧的双手精雕细琢后，它不仅是一具简单的标本了，更是一件满载知识的艺术品。神经外科大师 Rhoton 在世界各地讲授颅底解剖学知识时，人们不仅为他对广博的颅底解剖学知识所折服，更重要的是为他展示给人们的具有艺术魅力解剖标本所惊叹，体现了富有艺术魅力的标本中可以折射出深奥的科学知识。良好的标本，应具有新鲜的色泽，充盈而近乎生理状态下的血管结构，弹性良好的神经组织，无不良的尸腐味。所以准备好的一具标本，不仅对操作者有好处，还可以将标本保存并留下精美得近似图谱一样的照片。准备标本主要分为以下几个方面：

1. 标本的防腐、固定和保存　正常情况下，标本若未经防腐固定处理，很快就会发生组织自溶、腐败、逐渐解体，进行标本的防腐处理是进行解剖学研究的第一步。短期的解剖示教可以采用新鲜冰冻尸头标本。新鲜冰冻尸头标本常规存放于 -20℃冰箱内，不宜反复冻融，否则组织溶解会影响解剖和观察。新鲜冰冻尸头标本于解剖前24h取出并浸泡于70%的酒精内。通过酒精浸泡后，尸头标本逐渐解冻。酒精杀菌消毒的同时，还可以去除尸头标本的异味。70%的酒精具有脱水功能，经过酒精脱水收敛鼻腔黏膜后，鼻腔空间变得更宽敞，在内镜下解剖视野会更清晰。另外，解剖示教前可以行CT检查，如解剖时有条件配备CT导航可让学员获益更多。

长期的解剖学习训练，需要使用固定液对标本进行防腐固定。固定的原理是用防腐剂使尸体内蛋白质变性凝固，同时干扰微生物的一些主要酶系统，通过使细菌细胞膜受损而改变其渗透性。因此好的防腐固定剂应该具有防腐力强，使用简便，刺激性小，无毒性和不良气味，防腐固定生效快，处理后标本收缩少、色泽接近活体状态等特点。常用的防腐剂有：

（1）乙醇：其特点是色泽保存较好，刺激性不强，无不良气味。固定标本的乙醇浓度应在70%以下。但乙醇的缺点是脱水作用太强导致标本收缩大（收缩率可达20%），挥发快、容易散失，并能溶解脂肪和类脂质，所以脑组织标本不宜用高浓度乙醇长期固定。

（2）甲醛：35%～40%的甲醛水溶液称为福尔马林，其特点是极易使蛋白质凝固，组织固定，又能保存脂肪和类脂质，渗透性很强，固定后组织收缩不大，对标本形态位置的维持和皮肤颜色的保持效果较好。其缺点是所固定的组织发硬变脆而使解剖操作不便，同时有强烈的刺激性气味，对结膜、呼吸道黏膜及皮肤均有一定的损害。固定液常为10%福尔马林，即4%甲醛水溶液。

由于乙醇和甲醛有各自的优缺点，所以目前可采用混合防腐固定液，其特点是可充分发挥长处、克服短板。如主要进行鼻腔鼻窦的解剖，建议使用乙醇固定，避免使用甲醛。因为使用甲醛后，鼻腔黏膜和鼻甲发硬变脆，解剖时黏膜破碎不堪，鼻腔和鼻窦的解剖不易显示。如主要进行颅底和颅内外沟通的解剖，建议先使用甲醛固定，再用乙醇去味。此时可以在两侧顶结节上方各钻一孔，向颅内注入高浓度福尔马林100mL，或用长针头由内眦经眶上裂插入颅中窝注入高浓度福尔马林80mL。然后将标本浸于福尔马林中，使药物渗入到器官内部达防腐固定的效果。经过半个月防腐固定后取出，冲洗干净后，置于70%乙醇中去除异味。若长期保存，尽量保持在0℃以下恒定条件下。

2. **血管灌注**　血管灌注的方法是将红色的灌注显像剂注入动脉和将蓝色的灌注显像剂注入静脉，从而在解剖中清晰显示标本的动静脉分布。灌注之前需用水反复冲洗血管。对于死亡时间较长的标本，可先注入溶栓剂，使血管扩张，血栓溶解。常用的溶栓剂有4%重铬酸钾酒精溶液、3.3%硫酸钠溶液或1%醋酸生理盐水溶液。血管灌注具体步骤为：

（1）第一步：固定尸头使其颈部向上，分别解剖颈部两侧颈总动脉、颈内静脉和椎动脉，显露血管长度2～3cm。椎动脉有时受到横突孔的限制，必要时打开横突孔显露椎动脉。

（2）第二步：血管内插管。用适当大小的塑料管插入暴露的血管内，血管和插管间用2-0线缝合固定，避免插管移动。为了防止插管扭转，可将插入管固定在周围软组织上。

（3）第三步：灌注冲洗。这一步是全过程的关键步骤，其好坏直接影响到标本的质量。将尸头放在水池中，插管的另一端连接水龙头，冲洗血凝块，较难冲洗的可加入溶栓剂。分别冲洗每一血管至血管流出清水为止。也可以用温水冲洗，水温在50℃左右。每具尸头需要30～40L温水，时间1～2h。为了达到良好的灌注冲洗效果，也可将尸头放在桶中用水冲洗和浸泡1周后，再灌注冲洗，效果较好。

（4）第四步：准备血管内填充剂。可以用乳胶加一定量的红、蓝油漆，混合均匀备用。

（5）第五步：将配制好的红色乳胶注入血管内。60mL注射器推入，推注的力量以将染料推入血管远端为度，注入完毕后血管结扎。乳胶灌注血管凝固后，在小血管内收缩好，充盈饱满，但在较粗血管内，收缩率大，因此灌注后间隔12h，补充注射，效果较好。灌注后应在阴凉处放置1～2天，然后再放入防腐保存液中。一般颈总动脉需要80mL填充剂，椎动脉需要30mL填充剂。

（6）第六步：将灌注好的尸体放在防腐液中保存。

若标本颜色不佳需要水浸或漂白，可用5%～10%过氧化氢漂白2～5天后，再用福尔马林固定2～3天，或在固定液中添加酸素漂白剂。

第二章

鼻腔鼻窦内镜解剖基础

Anatomy of the nasal cavity and paranasal sinuses

第一节　鼻内镜和鼻颅底外科简史

外科手术作为治疗慢性鼻窦炎、鼻息肉的一种手段已经有 120 多年的历史。1901 年 Hirshman 对膀胱镜进行了改良，首次经齿槽对鼻腔和鼻窦行内镜检查。1925 年，美国鼻科学者 Maltz 成功应用改善了光学性能的内镜，经下鼻道和上颌骨尖牙窝对上颌窦进行了观察，并创立"鼻窦检查"一词。1971 年，经鼻内镜鼻窦手术发源于奥地利，奥地利学者 Messerklinger 开创了经鼻内镜手术的新领域，即通过各种角度的内镜观察并彻底清除鼻窦内隐蔽部位的病变，迈出了手术治疗鼻窦炎和鼻息肉的重要一步。他提出，鼻窦炎起源于窦口鼻道复合体（ostiomeatal complex），包括钩突、筛泡、半月裂和筛漏斗，以及相邻的额窦、上颌窦和前组筛窦的自然开口。窦口鼻道复合体的病变妨碍了额窦、上颌窦和筛窦的通气、引流功能，从而引起鼻窦炎。这一观点引出了功能性鼻内镜鼻窦手术的问世。1985 年美国学者 Kennedy 提出功能性鼻内镜鼻窦手术（functional endoscopic sinus surgery，FESS）。其最基本的内涵是彻底清除病变，根据内镜下所见和鼻部 CT 扫描所示的病变范围和程度，准确、彻底清除窦口鼻道复合体病变，开放筛窦，扩大上颌窦自然开口和蝶窦开口，清理额隐窝，开放额窦开口，使筛窦术腔与额窦、上颌窦、蝶窦和中鼻道形成一个开放的窦口 - 鼻道通气引流系统，保留鼻腔和鼻窦的正常和 / 或可逆的黏膜，尽可能保留中鼻甲，以长期改善鼻腔 - 鼻窦的通气引流和纤毛的传输功能，促使鼻腔 - 鼻窦黏膜病变自行恢复，而不必做传统的根治性黏膜切除（如 Caldwell-Luc 手术），从而把根治性或破坏性手术改变为功能性手术，并依靠鼻腔 - 鼻窦自身保护功能的恢复去抵御外界致病因子的侵袭以防止病变的复发，即通过小范围的手术解决广泛的鼻窦病变，这就是功能性鼻内镜鼻窦手术的概念。随着对鼻 - 鼻窦黏膜生理学（如黏液纤毛传输系统、气流与阻力、黏膜免疫）和病理生理学研究的深入，人们开始重新认识鼻腔与鼻窦的特异性与非特异性保护功能，黏膜分泌功能以及开放良好的窦口和中鼻甲的重要作用，并把这些理论应用到内镜鼻窦外科实践中去检验，经过十余年的努力，才发展成今天的功能性鼻内镜鼻窦手术。

1989 年，我国学者赵绰然首先开展了经鼻内镜鼻腔手术，如钩突切除术。1990 年，我国学者韩德民、许庚把功能性鼻内镜鼻窦外科理论和这项新技术带回国内。如今，内镜的全面应用已开创了全新的鼻颅底外科微创领域。它为鼻颅底手术开拓了更为宽敞的视野，更好地显露术区组织结构，使蝶鞍区及颅底病灶切除更加安全，同时显著降低了手术损伤。经过严格培训的内镜医师更可减少手术操作时间，同时缩短了患者住院周期，住院费用得以有效控制。不断更新的医疗技术正推动着神经外科事业向更广阔的未来不断发展。颅底外科的圣地匹兹堡大学医学中心（University Of Pittsburgh Medical Center，UPMC）一直引领着鼻颅底外科发展的潮流，国内许多学者前往匹兹堡大学医学中心颅底外科中心学习深造，紧跟时代脉搏，并根据国内独特的疾病谱，将鼻颅底外科技术应用于我国南方好发的鼻咽癌，并取得了巨大的进步。鼻咽癌外科手术，涉及鼻腔、鼻窦手术和鼻颅底外科手术。

鼻咽癌手术，特别是中晚期的鼻咽癌手术，往往需要先完成双侧全组鼻窦开放。本章将重点阐述内镜下鼻腔、鼻窦解剖基础知识。

第二节　鼻腔的解剖

鼻腔为一顶窄底宽的狭长腔隙,上方为颅前窝底、外侧为眼眶和上颌窦,下方为硬腭,前起前鼻孔,后止于后鼻孔,与鼻咽部相通。鼻腔被纵行的鼻中隔分为左右两腔,鼻中隔不一定位于正中,有时偏向一侧,导致左、右鼻腔的大小和形态不对称。

（一）顶壁

鼻腔顶壁呈穹窿状。前段倾斜上升,由鼻骨和额骨鼻突构成;后段倾斜向下,即蝶窦前壁;中段水平,为分隔前颅底的筛骨水平板,板上有多孔（筛孔）,故又名筛板,容纳嗅区黏膜的嗅丝通过筛孔进入颅内。嗅区黏膜分布于鼻腔顶中部、向下至鼻中隔上部及鼻腔外侧壁上部。筛板菲薄而脆弱,前颅底骨折等外伤或在该部位实施鼻腔手术时较易损伤;前颅底脑膜瘤有时可破坏筛板进入鼻腔;嗅神经母细胞瘤可经鼻腔破坏筛板而进入颅内。

（二）底壁

鼻腔底壁为硬腭的鼻腔面,与口腔相隔。前3/4由上颌骨腭突构成,后1/4由腭骨水平部构成。

（三）内壁

鼻腔内壁即鼻中隔,由骨性和软骨性鼻中隔两部分构成。前上部为筛骨垂直板,后下部为犁骨,前下部为鼻中隔软骨。鼻中隔的两侧覆以黏膜,以中鼻甲对应部较厚,黏膜内含有大量腺体和血管。鼻中隔常偏于一侧,其前下方血管丰富、位置表浅,外伤或干燥刺激均易引起出血;90%的鼻出血发生于此区,故称易出血区（Little区）。

（四）外侧壁

鼻腔外侧壁分别由上颌骨、泪骨、鼻甲、筛骨迷路、腭骨垂直板及蝶骨翼突构成。鼻腔外侧壁从下向上有3个呈阶梯状排列的长条骨片,分别为下、中、上鼻甲,其大小依次缩小1/3,其前端的位置则依次后移约1/3,每一鼻甲的下方与鼻腔外侧壁均形成一间隙,分别称下、中、上鼻道。鼻甲与鼻中隔之间的鼻道为总鼻道。

1. **上鼻甲和上鼻道**　上鼻甲是三个鼻甲中最小的一个,位于鼻腔外侧壁上后部,有时仅为一黏膜皱襞。后组筛窦开口于上鼻道。上鼻甲后端的后上方为蝶筛隐窝,蝶窦开口于此。上鼻甲及上鼻道亦有嗅觉黏膜分布。有时在上鼻甲后上方还有更小的最上鼻甲,最上鼻甲和上鼻甲共处在鼻腔外侧壁后上方的一个狭小区域内。

2. **中鼻甲和中鼻道**　中鼻甲为筛窦内侧壁的标志,可以分为前、后两部分,中鼻甲前端附于筛窦顶壁和筛骨水平板交接处的前颅底骨质,中鼻甲的后部向后延伸,后端向下附着于腭骨垂直突筛嵴处的鼻腔外侧壁,后端附着处的后上方,距后鼻孔上界的上后方约12mm处为蝶腭孔所在位置,有同名血管和神经通过。中鼻道外侧壁上有两个隆起,前下者呈弧形嵴状隆起,称钩突;后上的隆起为筛泡,属筛窦结构。两者之间有一个半月形裂隙,称半月裂。半月裂向前下和外上逐渐扩大的漏斗状空间为筛漏斗,筛漏斗内界为钩突,外界为眶纸样板,前上为上颌骨额突,外上为泪骨。向内经半月裂与中鼻道相通,前界为盲端,前上部称额隐窝,额窦经鼻额管或额隐窝开口于筛漏斗的前上端,其后便是前组筛窦的开口,最后为上颌窦的开口。

向上翻起中鼻甲,从矢状面的大体解剖标本上可以容易地观察到钩突,钩突几乎呈矢状位走向,近乎与筛泡平行,后缘游离,钩突前上方附于上颌骨额突,恰好位于中鼻甲前端和鼻丘在鼻腔外侧壁附着处之下;紧接其下方,钩突与泪骨的后部融合,前下方无骨性连接,后下连于下鼻甲的筛突,该附着处骨质较厚,钩突常常在此分叉或增宽,进而与坚固的下鼻甲骨融合;钩突后上界分出一个小的骨性突起附着于腭骨垂直板。

筛泡是前筛最大、最恒定的气房。它位于中鼻道,恰好在钩突之后。筛泡以眶纸样板为基底,向内突入中鼻道。筛泡外观状如气泡,是一个中空、壁薄、圆形的骨性突起。筛泡前壁向上可延伸至前颅底,形成额隐窝的后界;筛泡向后可与中鼻甲基板融合为一体。

3. 下鼻甲和下鼻道 下鼻甲为一单独的骨片,附着于鼻腔外侧壁的下部,为鼻甲中最大者。下鼻甲头部较大,向后是一个巨大的体部,最后汇聚形成一个菲薄的或粗厚的尾部,其大小取决于黏膜增生肥厚的程度。下鼻甲前中 1/3 的下方可见漏斗状的鼻泪管开口,下鼻甲后端 1~1.5cm 处有咽鼓管咽口。

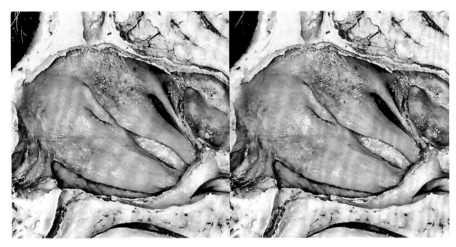
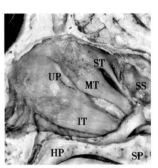

HP   hard palate,硬腭
IT   inferior turbinate,下鼻甲
MT   middle turbinate,中鼻甲
SP   soft palate,软腭
SS   sphenoid sinus,蝶窦
ST   superior turbinate,上鼻甲
UP   uncinate process,钩突

图 2-2-1　鼻腔外侧壁结构矢状位观(右)

矢状位可见鼻腔外侧有上、中、下三个鼻甲。上鼻甲和中鼻甲是筛骨内侧壁的组成部分。下鼻甲为一单独的骨性结构。

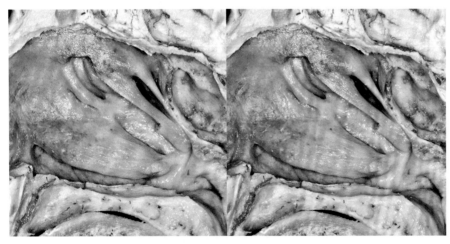
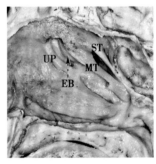

EB   ethmoid bulla,筛泡
MT   middle turbinate,中鼻甲
ST   superior turbinate,上鼻甲
UP   uncinate process,钩突

图 2-2-2　筛骨基板矢状位观(右)

筛窦发育复杂多变,导致了鼻腔外侧壁解剖结构复杂多变,因而冠以"筛迷路"之称。筛窦发育的原始结构中附着鼻腔外侧壁鼻囊的有 5 个薄片,它们分别是第 1 基板(钩突的外侧延伸)、第 2 基板(横向延伸的筛泡)、第 3 基板(中鼻甲附着)、第 4 基板(上鼻甲附着)和第 5 基板(最上鼻甲附着),各基板层次间存在潜在间隙。筛窦气房发育在基板间扩张。

分析筛窦基板的层次性结构,对指引内镜下筛窦开放过程实现层次性、标准化有重要指导价值。

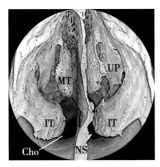

Cho　choana, 后鼻孔
NS　nasal septum, 鼻中隔
MT　middle turbinate, 中鼻甲
IT　inferior turbinate, 下鼻甲
UP　uncinate process, 钩突
红色虚线　筛板

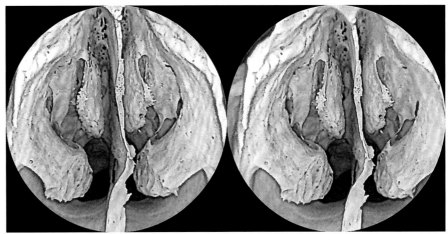

图 2-2-3　鼻腔骨性结构整体观（双侧）

透过梨状孔观察鼻腔骨性结构。

鼻腔为一顶窄底宽的狭长腔隙, 前起前鼻孔, 后止于后鼻孔, 与鼻咽部相通。鼻腔被一纵行的鼻中隔分为左右两腔, 鼻中隔因位置常偏向一侧, 所以左、右鼻腔的大小和形态多不对称（该标本的鼻中隔左偏）。鼻腔外侧壁由鼻骨、上颌骨、泪骨、筛骨、腭骨垂直板和蝶骨翼突构成, 结构复杂。从上向下有3个呈阶梯状排列的鼻甲, 分别称为上鼻甲、中鼻甲和下鼻甲。约84%的成年人还可以见到最上鼻甲。每个鼻甲的下方有相应的鼻道, 分别称为上鼻道、中鼻道和下鼻道。上鼻道内有后组筛窦的开口, 中鼻道内有额窦、上颌窦和前组筛窦的开口, 下鼻道内有鼻泪管的开口, 蝶窦则开口于上鼻甲后上方的蝶筛隐窝。

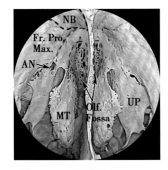

AN　agger nasi, 鼻丘
Fr. Pro. Max.　frontal process of maxilla, 上颌骨额突
NB　nasal bone, 鼻骨
MT　middle turbinate, 中鼻甲
Olf. Fossa　olfactory fossa, 嗅窝
UP　uncinate process, 钩突
红色虚线　筛板
黑色虚线　鼻骨
蓝色和黑色虚线间　上颌骨额突

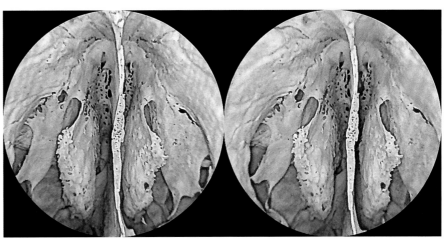

图 2-2-4　鼻腔顶壁骨性结构（双）

内镜下朝上观察鼻腔顶。关于鼻腔顶壁需明确以下几个知识点:

● 筛板: 筛骨的水平板, 板上有多孔（筛孔）, 故又名筛板, 是前颅底的一部分, 来自嗅裂的嗅丝穿过筛板进入嗅窝。筛板的前方与鼻骨和额骨的下缘相接, 后方与蝶骨平板相接, 内界是鼻中隔, 外界是上鼻甲和中鼻甲。筛板的外侧板是颅底最薄弱的区域之一。

● 筛顶: 额骨的眶板, 构成筛窦顶的大部分, 下表面有筛房和各种裂的压迹。筛顶内侧部分由筛板外侧板组成。

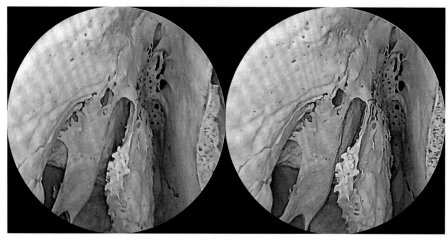

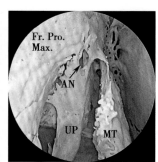

AN Agger nasi, 鼻丘
Fr. Pro. Max. frontal process of maxilla, 上颌骨额突
MT middle turbinate, 中鼻甲
UP uncinate process, 钩突

图 2-2-5 中鼻甲腋骨性结构（右）

内镜下朝上观察中鼻甲腋。

中鼻甲腋为中鼻甲前上部附着于鼻腔外侧壁的弧形结构。

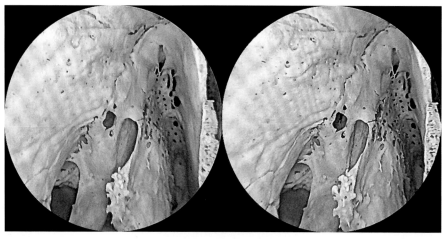

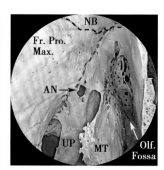

AN agger nasi, 鼻丘
Fr. Pro. Max. frontal process of maxilla, 上颌骨额突
Olf. Fossa olfactory fossa, 嗅窝
MT middle turbinate, 中鼻甲
NB nasal bone, 鼻骨
UP uncinate process, 钩突
红色虚线 筛板
黑色虚线 鼻骨
蓝色和黑色虚线间 上颌骨额突

图 2-2-6 鼻丘气房骨性结构（右）

内镜下朝上观察鼻丘气房骨性结构。

● 鼻丘气房，主要位于中鼻甲前端附着缘及钩突的上方。鼻内镜下中鼻甲垂直板前缘中部与钩突前缘上部相互融合，在中鼻道前端顶部与鼻腔外侧壁间形成骨性穹窿，称为中鼻甲腋；钩突前上缘除附着于上颌骨额突外，多数还同时附着于上颌骨额突后方的泪骨。钩突参与组成鼻丘气房的内、下和上壁。

● 嗅裂（olfactory cleft, OC）：嗅裂位于鼻腔的上部，是嗅觉上皮细胞主要分布的区域。嗅裂区变化比较大，上界是筛板，内侧是鼻中隔上部，外侧为中鼻甲上部和上鼻甲内侧面。

● 嗅凹，又称嗅窝（olfactory fossa, OF）：嗅凹包含嗅球和嗅束，下界是筛板，外侧是筛骨水平板（筛板）的外侧板，内侧是鸡冠。

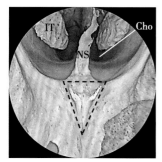

Cho　choana，后鼻孔
IT　inferior turbinate，下鼻甲
NS　nasal septum，鼻中隔
黑色虚线区域　anterior nasal
spine，鼻前棘

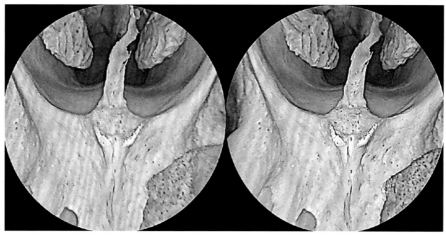

图 2-2-7　鼻底骨性结构（双）

内镜下朝下观察鼻底。

鼻底前 3/4 由上颌骨腭突、后 1/4 由腭骨水平部构成。

- 鼻前棘（anterior nasal spine）梨状孔下缘正中向前方突出的尖形小骨棘。鼻前棘的形态以三角形最多见。
- Little 区：音译为利特尔区。鼻腭动脉、筛前动脉、筛后动脉、上唇动脉和腭大动脉，在鼻中隔前下部的黏膜下交互吻合，形成动脉丛，是临床上鼻出血最常见的部位。

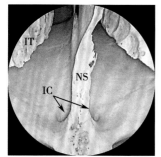

IC　incisive canal，切牙管
IT　inferior turbinate，下鼻甲
NS　nasal septum，鼻中隔

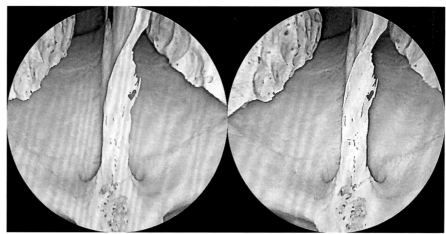

图 2-2-8　鼻底骨性结构（双）

内镜下朝下抵近观察鼻底。

- 切牙管 / 鼻腭管：切牙管（incisive canal）又称鼻腭管（nasopalatine canal），是上颌中切牙腭侧一狭长的骨性管道，连接口腔与鼻腔。其在口腔侧的开孔称为切牙孔，在鼻腔内的开孔称为鼻腭孔，切牙管的内容物包括鼻腭静脉、鼻腭动脉、鼻腭神经和一些少量的黏液腺和脂肪组织。
- 鼻腭动脉：上颌动脉在翼腭窝颞下窝区域发出腭降动脉，腭降动脉于翼腭管内分出腭大动脉。腭大动脉出腭大孔后，向前进入切牙管（鼻腭管），移行为鼻腭动脉。

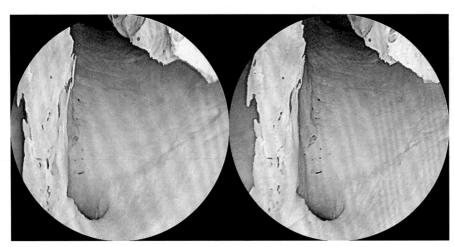

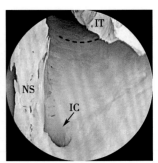

IC   incisive canal, 切牙管
IT   inferior turbinate, 下鼻甲
NS   nasal septum, 鼻中隔
虚线   上颌骨腭突和腭骨水平部
交界处

图 2-2-9　切牙管骨性结构（左）
内镜下朝下观察左侧鼻底。

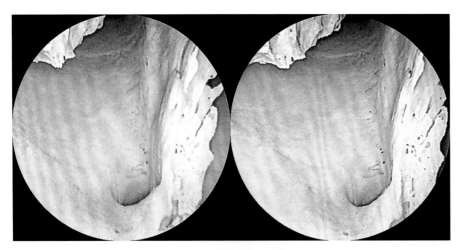

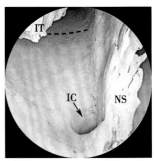

IC   incisive canal, 切牙管
IT   inferior turbinate, 下鼻甲
NS   nasal septum, 鼻中隔
虚线   上颌骨腭突和腭骨水平部
交界处

图 2-2-10　切牙管骨性结构（右）
内镜下朝下观察右侧鼻底。

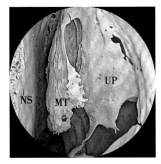

NS nasal septum, 鼻中隔
MT middle turbinate, 中鼻甲
UP uncinate process, 钩突

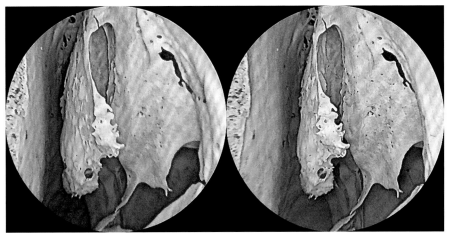

图 2-2-11 中鼻甲及其周围骨性结构(左)

内镜下观察鼻腔外侧壁, 视野落在中鼻甲及其周围骨性结构。

鼻腔外侧壁由上颌骨、泪骨、筛骨、蝶骨、筛骨垂直板等骨性结构构成, 骨性结构的表面均覆盖着黏膜, 其中有一些孔隙, 与周围的窦腔相沟通。

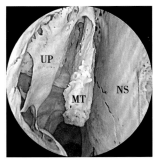

NS nasal septum, 鼻中隔
MT middle turbinate, 中鼻甲
UP uncinate process, 钩突

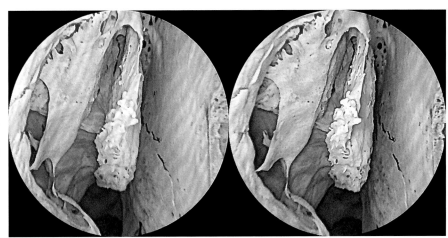

图 2-2-12 中鼻甲及其周围结构(右)

内镜下观察鼻腔外侧壁, 视野落在中鼻甲及其周围骨性结构。

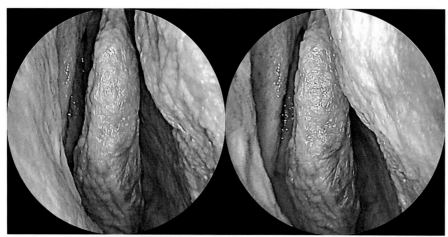
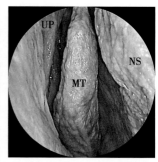

NS   nasal septum, 鼻中隔
MT   middle turbinate, 中鼻甲
UP   uncinate process, 钩突

图 2-2-13   中鼻甲及其周围结构（右）

内镜下观察中鼻甲及其周围结构。

● 中鼻甲（middle turbinate, MT）：中鼻甲是筛骨的一部分，有多个附着点，其向前和向后附着于鼻腔外侧壁，向上垂直附着于筛板外缘颅底处。上方附着近中线的矢状位，而后方附着几乎呈水平位，通过中鼻甲基板附着于眶内侧壁。中鼻甲基板将筛窦分隔为前后组筛窦。中鼻甲最前方与鼻丘气房融合后向下形成中鼻甲腋。中鼻甲后方附着于眶纸样板和／或上颌骨内侧壁，上方的附着与筛板外侧基板相延续。

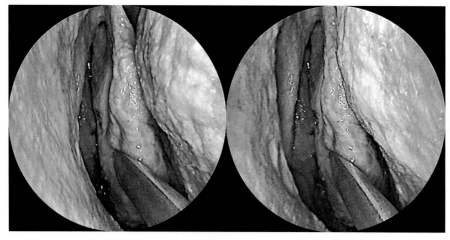
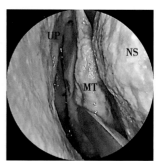

NS   nasal septum, 鼻中隔
MT   middle turbinate, 中鼻甲
UP   uncinate process, 钩突

图 2-2-14   中鼻甲及其周围结构（右）

将中鼻甲内移，暴露中鼻道及其周围结构。

中鼻道位于中鼻甲和下鼻甲之间，其外侧壁有前组筛窦和上颌窦开口，中鼻道前端有额窦开口，前组筛窦、上颌窦及额窦内的分泌物流入中鼻道。

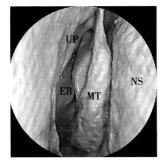

EB ethmoid bulla, 筛泡
MT middle turbinate, 中鼻甲
NS nasal septum, 鼻中隔
UP uncinate process, 钩突

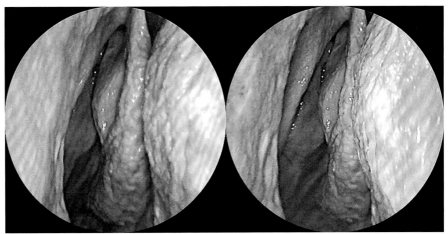

图 2-2-15　中鼻道及其周围结构（右）

内镜进入中鼻道，观察钩突和筛泡。

- 中鼻道（middle meatus）：位于中鼻甲外侧，中鼻道内有两个朝内的隆起，前下方为一板样薄骨片，因形似钩而名钩突，钩突的上外侧及筛泡外侧均毗邻眶纸样板。后上方为前筛窦的最大气房——筛泡。上颌窦开口位于钩突后下方及筛泡下方，引流至中鼻道。

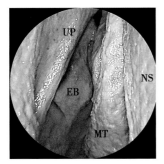

EB ethmoid bulla, 筛泡
MT middle turbinate, 中鼻甲
NS nasal septum, 鼻中隔
UP uncinate process, 钩突

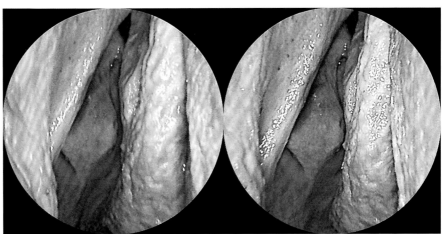

图 2-2-16　中鼻道及其周围结构（右）

内镜进入中鼻道，观察钩突和筛泡。

- 筛泡（ethmoid bulla）：最大的前筛气房，有时气化差。目前有多种对筛泡的描述，其中最常见是经单个气房开口于上半月裂或筛泡后隐窝。筛泡气房开口于筛漏斗较罕见。另外，有时筛泡可有多个气房伴有多个开口，其中 1 个气房儿乎总是开口于上半月裂。筛泡的前壁构成了下半月裂、筛漏斗和额隐窝的后界。

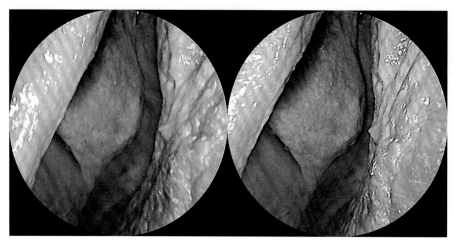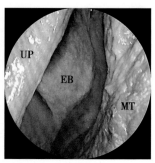

EB   ethmoid bulla，筛泡
MT   middle turbinate，中鼻甲
UP   uncinate process，钩突

图 2-2-17   中鼻道及其周围结构（右）

- 上颌窦口（maxillary sinus ostium）：指上颌骨内侧壁较大的自然开口。在人体内，上颌窦裂孔大部分被其他骨性结构填充：钩突（前方）、筛泡（上方）、下鼻甲（下方）、腭骨（后方）和泪骨（前上方）。开口被黏膜和结缔组织封闭。通向上颌窦口的筛漏斗是上颌窦唯一的生理性开口。有时上颌窦周围自然薄弱区的缺失会产生上颌窦副口。
- 窦口鼻道复合体（ostiomeatal complex）：是一功能单位和生理学概念，由半月裂、中鼻道引流通道，前组筛房、额隐窝和筛泡上隐窝以及筛漏斗共同组成。

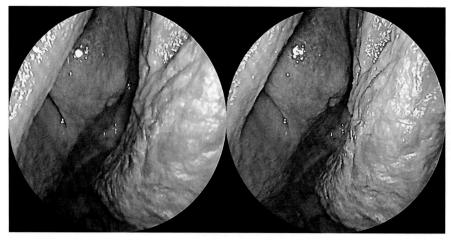

EB   ethmoid bulla，筛泡
MT   middle turbinate，中鼻甲
UP   uncinate process，钩突
白色箭头   蝶腭孔区

图 2-2-18   中鼻道及其周围结构（右）

- 蝶腭孔：位于中鼻甲后端的后上方，近蝶窦底处的鼻腔外侧壁。

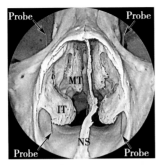

IT　inferior turbinate, 下鼻甲
NS　nasal septum, 鼻中隔
MT　middle turbinate, 中鼻甲
Probe　探针

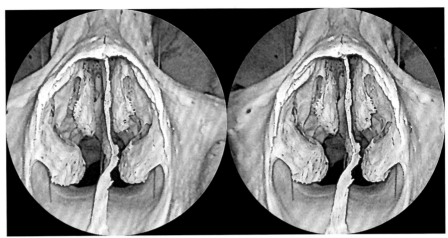

图 2-2-19　泪囊和鼻泪管（双侧）

探针呈垂直位,沟通泪囊和鼻泪管。内镜下观察眼眶和鼻腔。

- 泪囊（lacrimal sac）：位于泪骨和上颌骨额突所构成的泪囊窝内前下方的囊状结构,为整个泪道的最膨大部分。泪囊上端是盲端,高于内眦,下部移行为鼻泪管。泪囊和鼻泪管贴覆于泪囊窝和骨性鼻泪管的骨膜。泪囊的前方有眼睑内侧韧带和眼轮匝肌眼睑部的纤维横过,眼轮匝肌还有少量肌束跨过泪囊的深面。眼轮匝肌收缩时,牵引眼睑内侧韧带可以扩大泪囊,使泪囊内产生负压,促使眼泪流入泪囊。

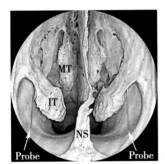

IT　inferior turbinate, 下鼻甲
NS　nasal septum, 鼻中隔
MT　middle turbinate, 中鼻甲
Probe　探针

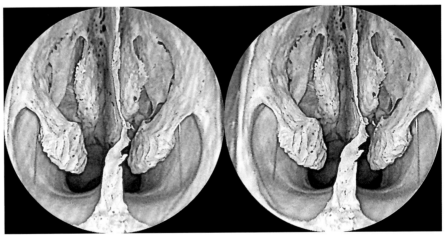

图 2-2-20　鼻泪管（双）

探针呈垂直位,沟通泪囊和鼻泪管。内镜下观察鼻腔。

在鼻内镜下泪囊鼻腔吻合术中,首先要确定泪囊隆起的位置。泪囊隆起位于鼻腔外侧壁,由上颌骨额突构成。鼻内镜下定位泪囊的顶位于中鼻甲腋前方 8~10mm 处。通过上泪点或下泪点插入探针可顺利进入泪小管和泪囊。

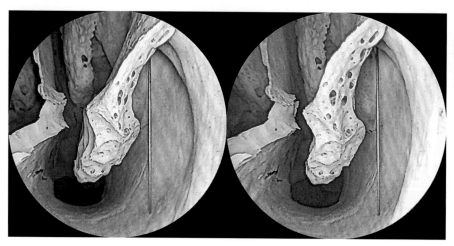

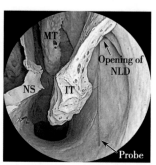

IT   inferior turbinate, 下鼻甲
MT   middle turbinate, 中鼻甲
NS   nasal septum, 鼻中隔
Opening of NLD   opening of nasolacrimal duct, 鼻泪管开口
Probe   探针

图 2-2-21　鼻泪管（左）

探针呈垂直位，沟通泪囊和鼻泪管。内镜下观察左侧下鼻道。

● 鼻泪管（nasolacrimal duct）为膜性管道。上部包埋在骨性鼻泪管中，与骨膜紧密相结合；下部在鼻腔外侧壁黏膜深面。下部开口于下鼻道外侧壁的前部。

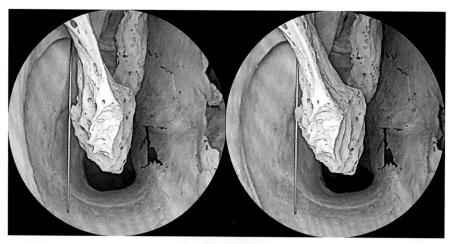

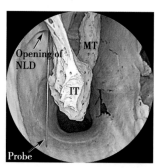

IT   inferior turbinate, 下鼻甲
MT   middle turbinate, 中鼻甲
Probe   探针
Opening of NLD   opening of nasolacrimal duct, 鼻泪管开口

图 2-2-22　鼻泪管（右）

探针呈垂直位，沟通泪囊和鼻泪管。内镜下观察右侧下鼻道。

泪囊向下延伸至鼻泪管，与泪囊没有绝对明确的界限，膜性鼻泪管外径约 4mm，内径约 1mm，鼻泪管下端向下开口于下鼻道穹窿处的前上端，此处有一瓣膜即 Hasner 瓣，有防止泪液反流的作用。

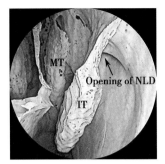

IT   inferior turbinate，下鼻甲
MT   middle turbinate，中鼻甲
Opening of NLD   opening of
nasolacrimal duct，鼻泪管开口

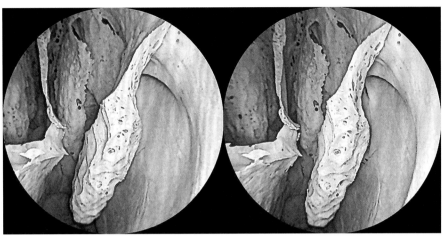

图 2-2-23 鼻泪管（左）
去除探针后，内镜下观察左侧下鼻道。可见鼻泪管下端向下开口于下鼻道穹窿处的前上端。

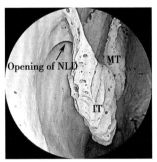

IT   inferior turbinate，下鼻甲
MT   middle turbinate，中鼻甲
opening of NLD   opening of
nasolacrimal duct，鼻泪管开口

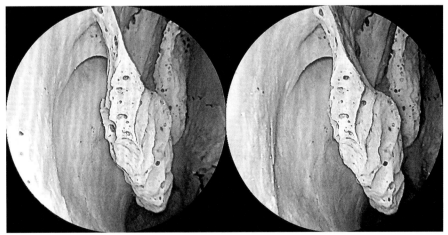

图 2-2-24 鼻泪管（右）
去除探针后，内镜下观察右侧下鼻道。可见鼻泪管下端向下开口于下鼻道穹窿处的前上端。

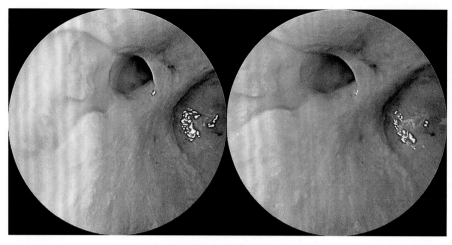

Opening of NLD　opening of nasolacrimal duct, 鼻泪管开口

图 2-2-25　鼻泪管（右）

内镜下观察右侧下鼻道。

鼻泪管下端向下开口于下鼻道穹窿处的前上端，此处有一瓣膜即 Hasner 瓣，有防止泪液反流的作用。

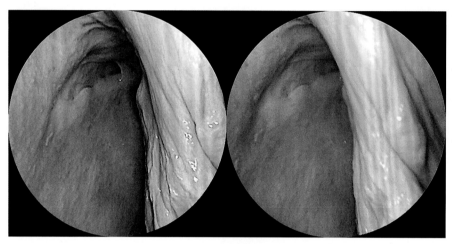
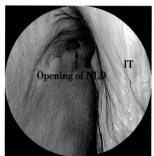

IT　inferior turbinate, 下鼻甲
Opening of NLD　opening of nasolacrimal duct, 鼻泪管开口

图 2-2-26　鼻泪管（右）

将内镜逐渐移出右侧下鼻道，可见鼻泪管下端开口周围的解剖结构。

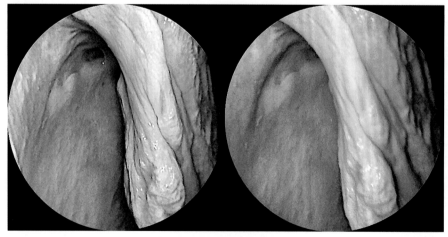

IT　inferior turbinate, 下鼻甲
Opening of NLD　opening of nasolacrimal duct, 鼻泪管开口

图 2-2-27　鼻泪管（左）

将内镜逐渐移出下鼻道，可见鼻泪管下端开口周围的解剖结构。

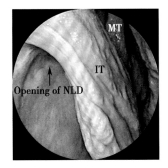

IT　inferior turbinate，下鼻甲
MT　middle turbinate，中鼻甲
Opening of NLD　opening of nasolacrimal duct，鼻泪管开口

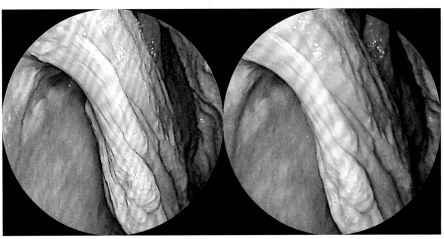

图 2-2-28　鼻泪管（右）

将内镜逐渐移出下鼻道，可见鼻泪管下端开口周围的解剖结构。此视野可以显示中鼻甲。

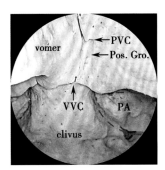

clivus　斜坡
PA　petrous apex，岩尖
Pos.Gro.　posterior groove，后沟
PVC　palatovaginal canal，腭鞘管
vomer　犁骨
VVC　vomerovaginal canal，犁鞘管
红色虚线　岩蝶裂
蓝色虚线　岩斜裂

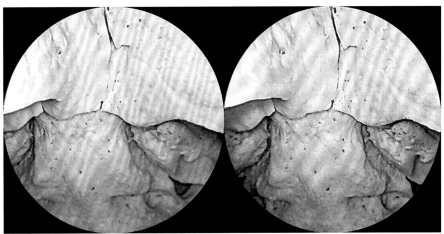

图 2-2-29　鼻咽部骨性结构（左）

内镜沿鼻底到达后鼻孔，可见斜坡、犁骨、岩尖、岩蝶裂、岩斜裂、腭鞘管、犁鞘管等结构。

● 腭鞘管（palatovaginal canal，PVC）/咽管（pharyngeal canal）：传统观点认为由腭骨蝶突与蝶骨鞘突围成。近年来也有人认为，腭鞘管由蝶窦底壁与腭骨蝶突围成，并没有蝶骨鞘突的参与。因此，其更合适的命名应该为"蝶腭管"。

● 后沟（posterior groove）：腭鞘管在鼻咽顶壁的开口往后延续为一条沟，称为后沟；

● 犁鞘管（vomerovaginal canal，VVC）：由犁骨翼与蝶骨鞘突围成，是一个经常与翼管、腭鞘管混淆的结构。

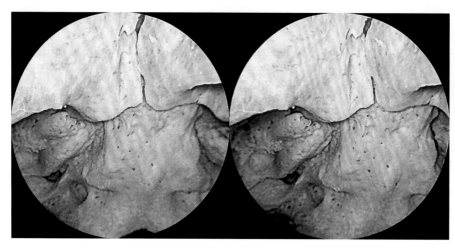 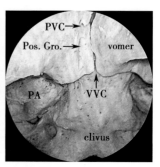

clivus　斜坡
PA　petrous apex，岩尖
Pos. Gro.　posterior groove，后沟
PVC　palatovaginal canal，腭鞘管
vomer　犁骨
VVC　vomerovaginal canal，犁鞘管
红色虚线　岩蝶裂
蓝色虚线　岩斜裂

图 2-2-30　鼻咽部骨性结构（右）
对侧的鼻咽部骨性结构。

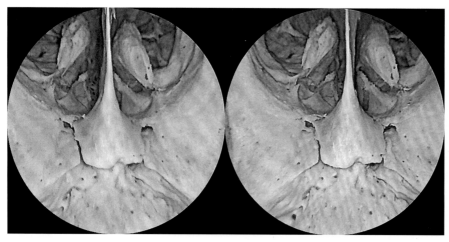 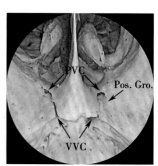

Pos. Gro.　posterior groove，后沟
PVC　palatovaginal canal，腭鞘管
VVC　vomerovaginal canal，犁鞘管

图 2-2-31　鼻咽部
70° 镜经口进入，自鼻咽部看向后鼻孔。可见腭鞘管、犁鞘管。

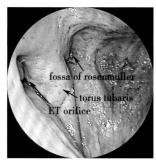

ET orifice 咽鼓管咽口
fossa of Rosenmuller 咽隐窝
torus tubaris 咽鼓管圆枕

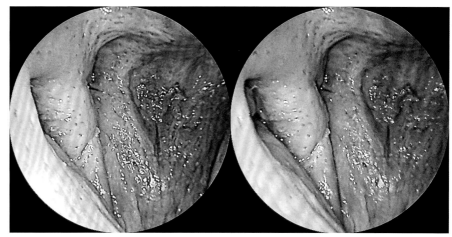

图 2-2-32 鼻咽部（右）

内镜沿总鼻道深入，在下鼻甲后端到达后鼻孔，可见咽鼓管咽口位于鼻咽部外侧，其后有咽鼓管圆枕、咽隐窝。

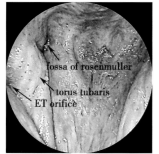

ET orifice 咽鼓管咽口
fossa of Rosenmuller 咽隐窝
torus tubaris 咽鼓管圆枕

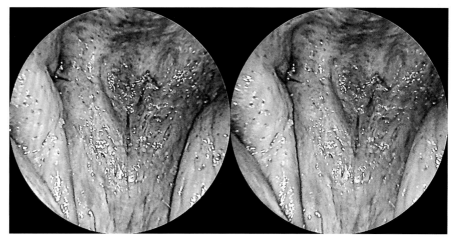

图 2-2-33 鼻咽部（右）

调整内镜的角度及方向，可观察到双侧的咽鼓管咽口黏膜凹陷的裂隙，其后有咽鼓管圆枕、咽隐窝，其中咽隐窝为咽鼓管圆枕的后方与咽后壁之间的纵行凹陷，是鼻咽癌的好发部位。

第三节 钩突切除的解剖

中鼻道外侧壁上有两个隆起，前下者呈弧形嵴状隆起，称钩突；后上的隆起为筛泡，属筛窦结构。两者之间半月形裂隙，称半月裂。

钩突是一薄的镰刀形骨质结构，是筛骨的一部分，几乎呈前上至后下的矢状位走向。其后缘游离，呈凹形，与筛泡的前壁平行。钩突的附着部注意以下三点：①钩突后下方与腭骨垂直板和下鼻甲筛突连接；②钩突前方附着于泪骨，在矢状位上，其前方可能同时附着于鼻丘气房内侧面和中鼻甲；③钩突上端附着于眶纸样板、颅底或中鼻甲，钩突解剖变异包括内移、内翻、气化（钩突泡）。术前查看患者的鼻窦 CT，明确钩突至眶内侧壁之间的距离对于评估筛漏斗的宽度很重要。

钩突切除的方法主要有两种：

● **方法一**：用剥离子或镰状刀，在钩突前下方紧贴鼻腔外侧壁骨刺入，剥离子有"落空感"，贯穿整个钩突进入半月裂或筛漏斗中，随后由原切口向下紧贴骨壁切断钩突尾部，再由前向上延长切口至上颌骨额突。注意剥离子应与眶内壁平行，以免损伤眶纸样板。用剥离子将钩突向内侧分离，用咬钳咬断钩突上部和下部附着处，将钩突从鼻腔外侧壁分离并取出。

● **方法二**：用反咬钳从后向前插入钩突内侧，向前钩住钩突体部，依钩突大小分次咬除钩突体部，再用不同角度的筛窦咬钳从钩突体的缺口向前上和后分别咬除钩突头及尾部。或用吸切器头分离钩突残部。

切除钩突后，半月裂、筛漏斗均暴露于视野内。中鼻道内可以见到呈半圆形隆起的筛泡前壁。应用30°内镜通常可以看到上颌窦自然开口。

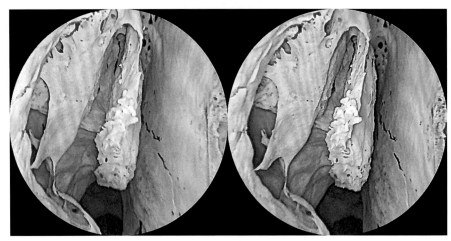

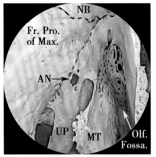

NS　nasal septum，鼻中隔
MT　middle turbinate，中鼻甲
UP　uncinate process，钩突

图 2-3-1　钩突（右）
内镜下观察钩突的骨性结构。
中鼻道外侧壁上有两个隆起，前下为钩突，后上为筛泡，两者之间为半月裂。

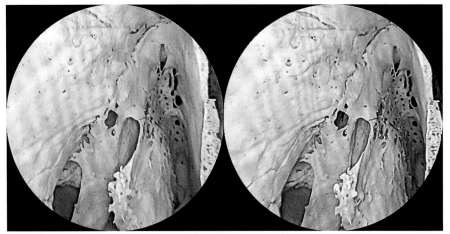

AN　agger nasi，鼻丘气房
Fr. Pro. Max.　frontal process of maxilla，上颌骨额突
NB　nasal bone，鼻骨
MT　middle turbinate，中鼻甲
Olf. Fossa.　olfactory fossa，嗅窝
UP　uncinate process，钩突
红色虚线　筛板

图 2-3-2　钩突上端（右）
钩突是筛骨第一基板。钩突后端与腭骨腭突连接；下端与下鼻甲筛突连接；钩突前方附着于泪骨；钩突上端附着于眶纸样板，或颅底，或中鼻甲。

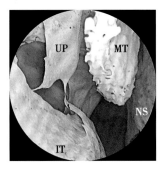

IT　inferior turbinate，下鼻甲
NS　nasal septum，鼻中隔
MT　middle turbinate，中鼻甲
UP　uncinate process，钩突

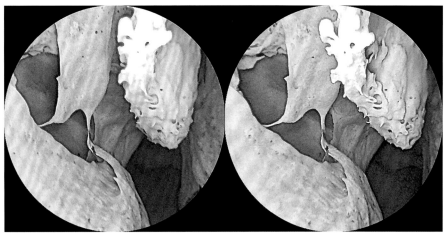

图 2-3-3　钩突下端（右）

钩突前方附着于泪骨，其下端与下鼻甲筛突连接。可见此处附着处骨质纤细，骨质缺损明显，是钩突切除最好的突破口。所以建议剥离子从钩突前下方插入。

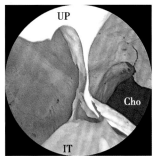

IT　inferior turbinate，下鼻甲
UP　uncinate process，钩突
Cho　choana，后鼻孔

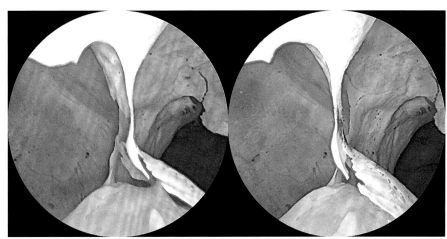

图 2-3-4　钩突后端（右）

随着鼻内镜深入中鼻道，可见钩突后端与腭骨垂直板连接。

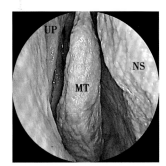

NS　nasal septum，鼻中隔
MT　middle turbinate，中鼻甲
UP　uncinate process，钩突

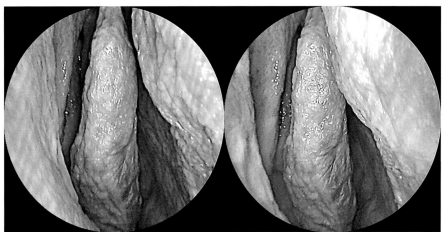

图 2-3-5　中鼻甲（右）

钩突切除是内镜鼻窦手术的第一步。如果操作不当可引起眶部及鼻泪管并发症，因此对钩突的正确理解显得十分重要。

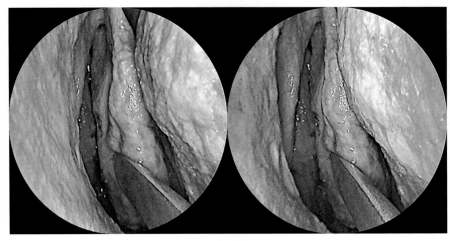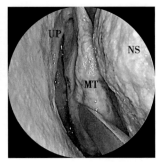

NS nasal septum，鼻中隔
MT middle turbinate，中鼻甲
UP uncinate process，钩突

图 2-3-6 内移中鼻甲（右）

行钩突切除前，可仔细观察钩突的走行。中鼻甲有时会遮挡钩突。将中鼻甲朝内移位，进一步暴露钩突的结构。

钩突解剖变异包括：内移、内翻（反向弯曲）、气化（钩突泡）。钩突外移并凹陷可导致筛漏斗狭窄使筛漏斗气化不全，此种情况罕见，通常是由于上颌窦内完全浑浊，气体吸收而产生负压，钩突向外侧吸附到鼻腔外侧壁上。如果这种情况持续长久，眶底塌陷而眼球内陷，称为隐匿性鼻窦综合征（silent sinus syndrome）。

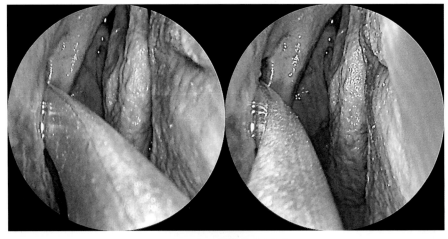

NS nasal septum，鼻中隔
MT middle turbinate，中鼻甲
UP uncinate process，钩突

图 2-3-7 切开钩突（右）

以剥离子或钩突刀，轻压钩突与鼻腔外侧壁相接处的黏膜确定大致的切口轨迹。轻压钩突时，钩突会有轻微的活动；轻压鼻腔外侧壁时，鼻腔外侧壁不会活动。

如果判断不准，容易造成眶纸样板和鼻泪管损伤。手术过程可进行眼球触诊。如果不慎发生眶纸样板破坏，眼球触诊时会引起眶脂肪脱垂或眶骨膜移位。如果发现眶部穿通或脂肪脱垂，该区域的操作要格外小心，慎用电动切割吸引器，否则可导致眶脂肪迅速吸入刀头内而被快速切除。

如果鼻泪管损伤开放，应去除周围骨片，保证鼻泪管通畅。避免挤压造成鼻泪管瘢痕愈合继而造成管腔阻塞。

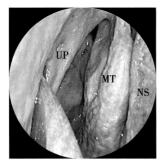

NS　nasal septum，鼻中隔
MT　middle turbinate，中鼻甲
UP　uncinate process，钩突

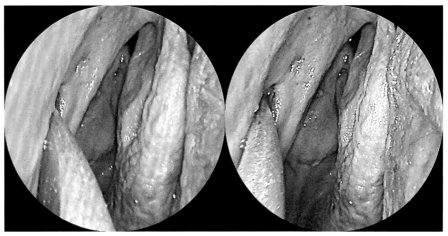

图 2-3-8　切开钩突（右）

以剥离子或钩突刀，从钩突前缘的中部刺穿钩突，自钩突中部向下、向后切开。主要切开钩突前方与泪骨的连接处、钩突下方与下鼻甲筛突的连接处。

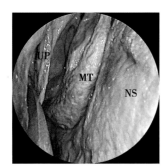

MT　middle turbinate，中鼻甲
NS　nasal septum，鼻中隔
UP　uncinate process，钩突

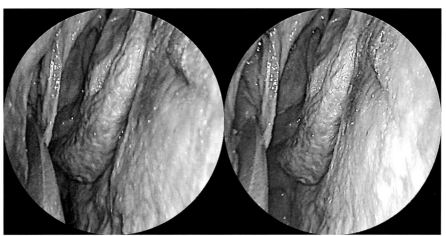

图 2-3-9　将钩突向内侧移位（右）

以钩突刀或弯剥离子，向上、向内切开钩突的上端。

注意：钩突刀或弯剥离子应始终平行于鼻腔外侧壁，与鼻腔外侧壁之间的角度太大、过分向外侧容易损伤眶纸样板或眶内结构。

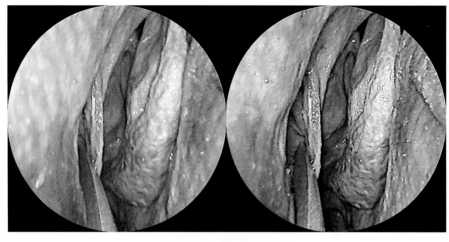

MT　middle turbinate，中鼻甲
NS　nasal septum，鼻中隔
UP　uncinate process，钩突

图 2-3-10　游离钩突（右）

暴露筛漏斗。

● 半月裂：半月裂分为上、下半月裂。下半月裂是位于钩突游离缘与筛泡前壁之间新月
　形的裂隙，形成筛漏斗入口。上半月裂是指另一个新月形的裂隙，位于筛泡后壁和中
　鼻甲基板之间。如果存在筛泡后隐窝，通过上半月裂可到达。

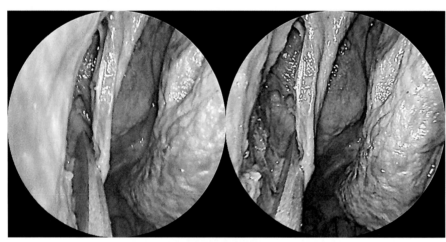

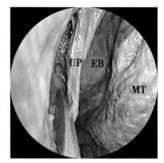

EB　ethmoid bulla，筛泡
MT　middle turbinate，中鼻甲
UP　uncinate process，钩突

图 2-3-11　扩大切口（右）

离断钩突下方与下鼻甲筛突的连接处、钩突后方与腭骨垂直板的连接处。

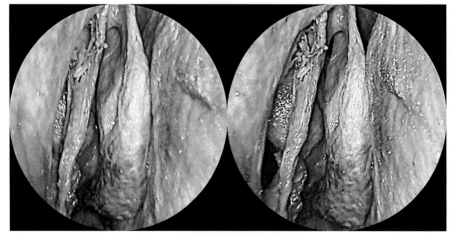

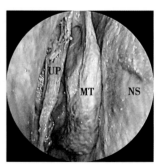

MT　middle turbinate，中鼻甲
NS　maxillary sinus，上颌窦
UP　uncinate process，钩突

图 2-3-12　暴露上颌窦开口（右）

透过切口，可以观察到上颌窦自然开口。

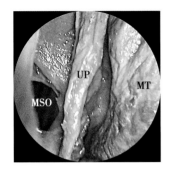

MT　middle turbinate，中鼻甲
MSO　maxillary sinus ostium，上
颌窦口
UP　uncinate process，钩突

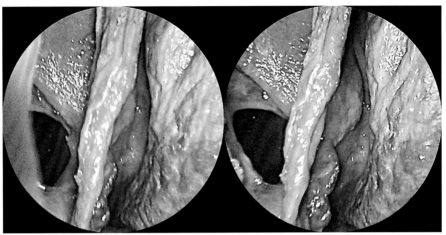

图 2-3-13　上颌窦口和筛漏斗（右）

进一步观察上颌窦口和筛漏斗。

- 筛漏斗：是筛窦迷路内位于鼻腔外侧壁的一个三维空间。外侧界为眶纸样板。前上界由上颌骨额突和泪骨构成。后界由筛泡前壁构成，通过下半月裂开口于中鼻道。内侧壁为钩突，向前以锐角的形式附着于鼻腔外侧壁。前界为盲端。筛漏斗上方的结构取决于钩突上方附着的位置。如果钩突附着于颅底或中鼻甲，筛漏斗上方与额隐窝连续。如果钩突附着于眶纸样板，筛漏斗上方则为盲端，称之为终末隐窝。上颌窦开口于筛漏斗，通常开口于筛漏斗的下 1/3 处。

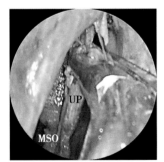

MSO　maxillary sinus ostium，上
颌窦口
UP　uncinate process，钩突

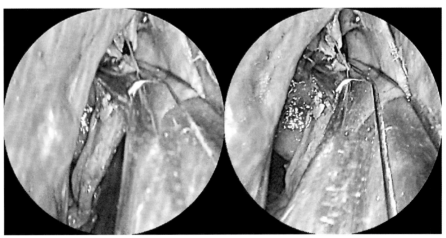

图 2-3-14　钩突上端（右）
咬切钳咬断钩突上端和下端后，将钩突取出。

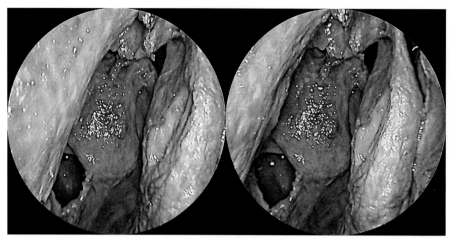

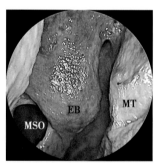

EB ethmoid bulla, 筛泡

MSO maxillary sinus ostium, 上
颌窦口

MT middle turbinate, 中鼻甲

图 2-3-15　钩突切除后（右）

去除钩突后，暴露上颌窦口、筛泡。

在鼻窦炎手术中，上颌窦口的扩大是否对鼻窦健康状态的维持有益尚存在争论，争论的
核心为上颌窦内 NO 的作用。对于上颌窦内有大量息肉形成，或有大量黏稠分泌物（特
别是变应性真菌性黏蛋白），或阿司匹林耐受不良三联征患者，或难治性鼻窦炎的患者，
笔者团队通常的做法是将上颌窦口扩大至上颌窦后壁，以方便术后鼻喷激素的应用和术
腔的灌洗。

在复发性鼻咽癌手术中，由于需广泛暴露鼻咽部和翼腭窝、颞下窝，故笔者通常尽可能
地扩大上颌窦口。

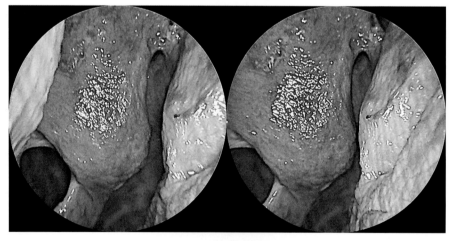

EB ethmoid bulla, 筛泡

MSO maxillary sinus ostium, 上
颌窦口

MT middle turbinate, 中鼻甲

图 2-3-16　钩突切除后（右）

抵近观察上颌窦口、筛泡。

第四节　前组筛窦开放的解剖

从鼻窦的组织胚胎学来看,中鼻甲由第三基板发育而来,上鼻甲由第四基板发育而来。中鼻甲基板将筛窦分为位于基板前方的前组筛窦和位于基板后方的后组筛窦。前组筛窦又进一步分为与上颌骨额突相关的额筛气房(frontal ethmoidal cells)和与筛泡相关的气房。筛泡是位于钩突后方和中鼻甲基板前方一个大筛骨气房。筛泡上方的气房称作筛泡上气房(suprabullar cells)。后组筛窦气房位于中鼻甲基板后方,上鼻甲的外侧。

开放气房,注意先"靠内靠下"开放气房,然后再逐渐扩大气房,并保持手术钳在矢状位张开,以免损伤眶纸样板。"靠内靠下"的原则应贯穿于所有的鼻窦开放,因为靠内时可以远离眶纸样板、视神经,靠下时可以远离颅底。

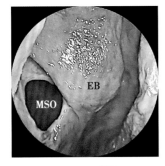

EB　ethmoid bulla,筛泡
MSO　maxillary sinus ostium,上颌窦口

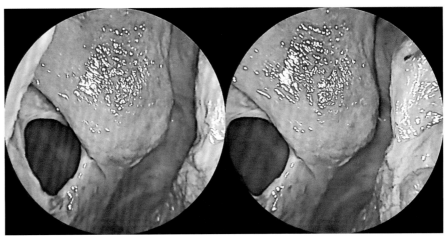

图2-4-1　筛泡(右)
切除钩突后暴露筛泡。

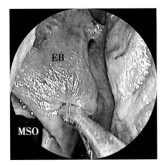

EB　ethmoid bulla,筛泡
MSO　maxillary sinus ostium,上颌窦口

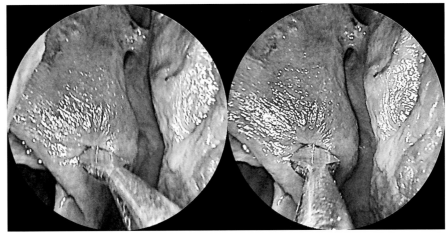

图2-4-2　切开筛泡(右)
遵循"靠内靠下"原则开放筛泡气房:剥离子自筛泡内下方切开筛泡。
注意:如果筛泡气化差,手术中损伤眶内侧壁的风险增高。另外,当筛泡向上气化时,术者应注意其与颅底的距离。

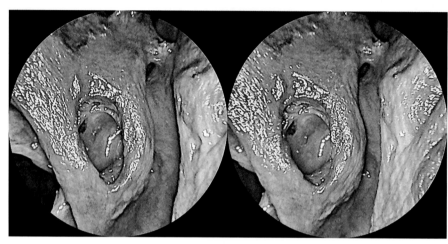

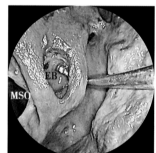

EB   ethmoid bulla, 筛泡
MSO   maxillary sinus ostium, 上
颌窦口

图 2-4-3　切除筛泡前壁（右）

为了观察筛泡的引流通道, 笔者在筛泡前壁开窗。

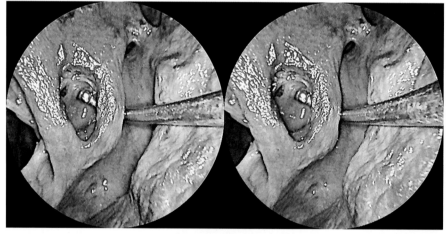

EB   ethmoid bulla, 筛泡
MSO   maxillary sinus ostium, 上
颌窦口

图 2-4-4　筛泡引流通道（右）

钩形探针自上半月裂放入筛窦内。提示筛泡开口于上半月裂或筛泡后隐窝。

筛泡后隐窝: 指筛泡后壁与中鼻甲基板之间的裂隙。筛泡后隐窝内侧壁为中鼻甲, 外侧壁为眶纸样板。筛泡上隐窝经上半月裂向内引流至中鼻道。筛泡上、后隐窝可以是连续的, 也可被骨性基板隔开。

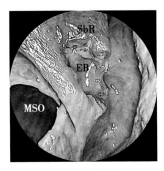

EB　ethmoid bulla, 筛泡
MSO　maxillary sinus ostium, 上
颌窦口
SbR　suprabullar recess, 筛泡上
隐窝

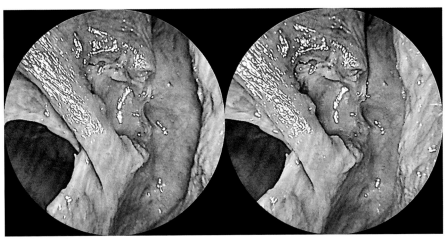

图 2-4-5　切除筛泡内侧壁（右）
咬除筛泡内侧壁。该患者的筛泡较小，未延伸至前颅底，所以存在筛泡上隐窝。

- 筛泡上隐窝（suprabullar recess）：如果筛泡气化至筛顶，那么其形成额隐窝的后界。否则，在筛泡上方和筛顶之间形成筛泡上隐窝。因此，筛泡上隐窝是一含气空间，下界是筛泡的顶壁，内侧为中鼻甲，外侧为眶纸样板，上方为筛顶。筛泡向外上可形成含气的裂隙延伸至眶上，称之为眶上隐窝。

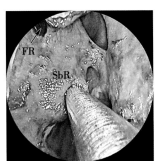

FR　frontal recess, 额隐窝
SbR　suprabullar recess, 筛泡上
隐窝。

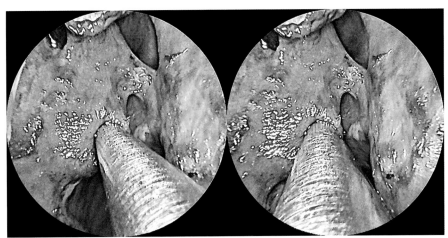

图 2-4-6　开放筛泡上隐窝（右）
Kerrison 咬骨钳咬除筛泡前壁上部，暴露筛泡上隐窝。
Kerrison 咬骨钳能安全地开放气房，同时保护正常的气房黏膜。

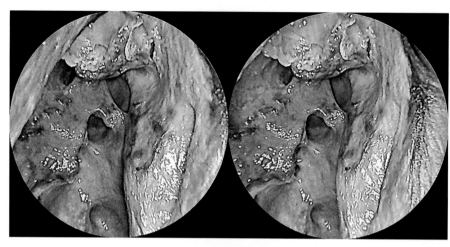

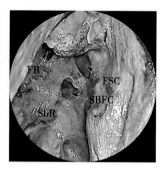

FR frontal recess，额隐窝

FSC frontal septal cell，额窦中隔气房

SBFC supra bulla frontal cell，筛泡上额气房

SbR suprabullar recess，筛泡上隐窝

图 2-4-7 筛泡相关的气房（右）

观察筛泡上隐窝。

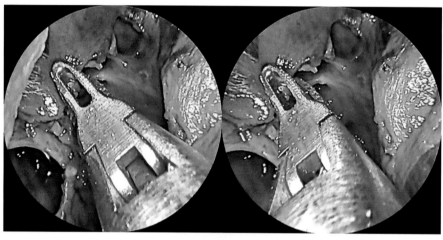

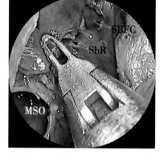

MSO maxillary sinus ostium，上颌窦口

SBFC supra bulla frontal cell，筛泡上额气房

SbR suprabullar recess，筛泡上隐窝

图 2-4-8 去除筛泡前壁（右）

咬切钳咬除筛泡前壁，向外追踪至眶纸样板。

有时候术中很难确定前组筛窦各个气房的具体开放路径，在操作中，将中鼻甲和眶纸样板之间的前组筛窦气房逐个彻底地、小心地开放即可。开放彻底后，前组筛窦成为一个前至鼻丘、后至中鼻甲基板、两侧分别为中鼻甲垂直部和眶纸样板的大窦腔。

第五节　额窦开放的解剖

　　额窦位于头面部的前上，经鼻开放额窦时角度刁钻，再加上额窦的引流通道变异大。所以在四组鼻窦的开放手术中，额窦开放手术是难度最高的。对于初学者，如果想要安全地开放额窦，需要定位好前颅底和眶纸样板。而想要定位好前颅底和眶纸样板就必须开放好筛窦。所以做好筛窦开放术是额窦开放的基础。对于初学者，可以在完成前、后筛窦开放之后，再进行额窦开放。而对于有一定经验的医师，也可以进行保留筛泡的额窦开放手术。

　　额隐窝的定位可以根据多个解剖标志，比如鼻丘气房、钩突上端的附着、前颅底、中鼻甲等。

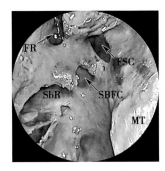

FR frontal recess,额隐窝
FSC frontal septal cell,额窦中
隔气房
SBFC supra bulla frontal cell,筛
泡上额气房
MT middle turbinate,中鼻甲
SbR suprabullar recess,筛泡上
隐窝

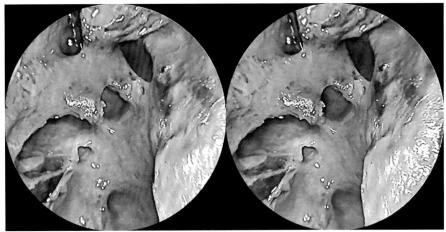

图 2-5-1 额隐窝(右)

在完成前组筛窦开放后,观察额隐窝。

额窦的引流通道变异大,术前应认真阅读CT片。

1996 年,Kuhn 将额筛气房分为鼻丘气房、额气房(1～4 型)、筛泡上气房、额泡气房、眶
上筛房和额窦内间隔气房等[1]。

[KUHN F A.Chronic frontal sinusitis:the endoscopic frontal recess approach.Operative
Techniques in Otolaryngology-Head and Neck Surgery,1996,7(3):222-229.]

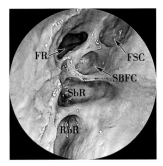

FR frontal recess,额隐窝
FSC frontal septal cell,额窦中
隔气房
SBFC supra bulla frontal cell,筛
泡上额气房
SbR suprabullar recess,筛泡上
隐窝
RbR retrobullar recess,筛泡后
隐窝

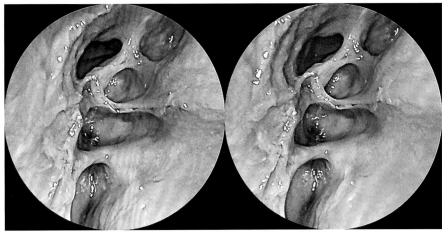

图 2-5-2 额隐窝(右)

2016 年 Wormald 等将额窦引流通道周围气房分为 3 组:第 1 组为额窦口前气房,包括鼻
丘气房、鼻丘上气房、鼻丘上额气房;第 2 组为额窦口后气房,包括筛泡上气房、筛泡上
额气房、眶上筛房;第 3 组为额窦口内侧气房,即额窦中隔气房。

[WORMALD P J,HOSEMAN W,CALLEJAS C,et al. The international frontal sinus
anatomy classification(IFAC)and classification of the extent of endoscopic frontal sinus
surgery(EFSS).Int Forum Allergy Rhinol,2016,6(7):677-696.]

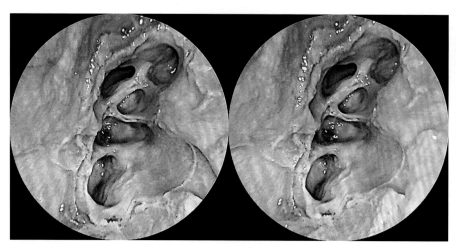

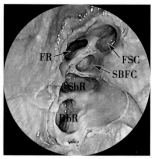

FR frontal recess, 额隐窝；

FSC frontal septal cell, 额窦中隔气房；

SBFC supra bulla frontal cell, 筛泡上额气房

SbR Suprabullar recess, 筛泡上隐窝

RbR retrobullar recess, 筛泡后隐窝

图 2-5-3 额隐窝（右）

观察额隐窝及其周围结构。

- 额隐窝（frontal recess）：在过去的几十年里，人们对额隐窝的解剖有多种定义，目前仍存在争议。目前广泛认为额隐窝是筛窦的最前上部分，位于额窦开口（见下述）的下方。额隐窝通常用作"额窦引流通道"的同义词，额窦引流通道结构复杂，因气房气化程度、钩突附着部位的不同而变化。"额隐窝"和"额窦引流通道"通常指两个不同结构。在鼻窦矢状位 CT 上最易界定额窦开口，额窦和额隐窝形似沙漏，其中最狭窄的部位是额窦开口。

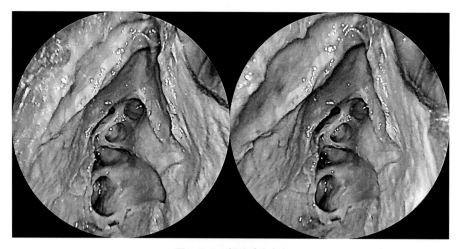

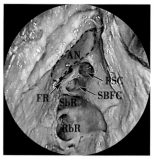

AN agger nasi, 鼻丘气房

FR frontal recess, 额隐窝

FSC frontal septal cell, 额窦中隔气房

SBFC supra bulla frontal cell, 筛泡上额气房

SbR suprabullar recess, 筛泡上隐窝

RbR retrobullar recess, 筛泡后隐窝

图 2-5-4 额隐窝（右）

鼻丘：是筛骨最前方的结构，检查鼻腔时可见在中鼻甲附着处前方鼻腔外侧壁上小的隆起，是第一筛鼻甲骨（鼻甲骨）最上端的残留。鼻丘的气化程度变异较大，文献报道的变异率为 70% ～ 90%（取决于评估的方法）。较大的鼻丘气房会使额隐窝狭窄，向后和 / 或向外邻近鼻泪管或直接使泪骨气化。鼻丘气房，如果存在，是在矢状位和冠状位 CT 上看到的第一个气房，位于泪骨后方，钩突游离缘的前方。

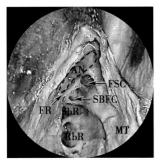

AN　agger nasi，鼻丘气房
FR　frontal recess，额隐窝
FSC　frontal septal cell，额窦中
隔气房
SBFC　supra bulla frontal cell，筛
泡上额气房
MT　middle turbinate，中鼻甲
SbR　Suprabullar recess，筛泡上
隐窝
RbR　retrobullar recess，筛泡后
隐窝

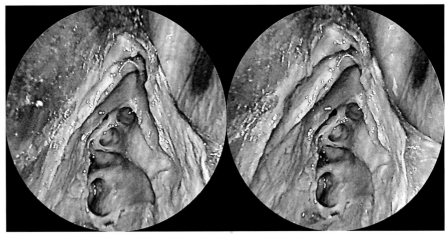

图 2-5-5　额隐窝（右）
额隐窝开放：内界是中鼻甲，外界是眶纸样板，沿颅底向前，逐步开放额窦。

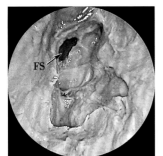

FS　frontal sinus，额窦

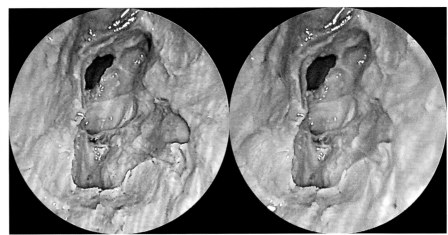

图 2-5-6　额窦（右）
进一步去除筛顶的骨间隔，术野内界是中鼻甲，外界是眶纸样板，沿颅底向前，充分暴露额窦。

第六节　后组筛窦开放的解剖

后组筛窦开放的方法：首先经过中鼻甲基板进入上鼻道，仍然遵循"靠内靠下"的原则，在中鼻甲基板垂直部和水平部交界处使用切割吸引器、剥离子或咬切钳打开中鼻甲基板。穿透中鼻甲基板后，继续靠内扩大开放，直至清晰暴露上鼻道和上鼻甲的前缘。术者可以根据患者的 CT 辨认手术开放的位置，判断还有多少气房未开放，然后依次将其开放，直至完成后组筛窦开放。

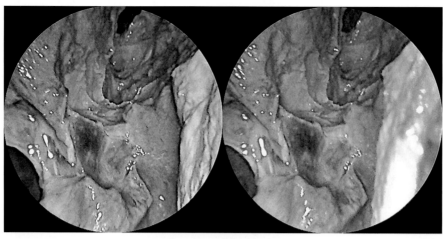 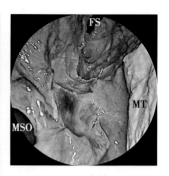

FS　frontal sinus，额窦
MSO　maxillary sinus ostium，上
颌窦口
MT　middle turbinate，中鼻甲

图 2-6-1　中鼻甲基板（右）
中鼻甲基板将筛窦分为前后组筛窦。

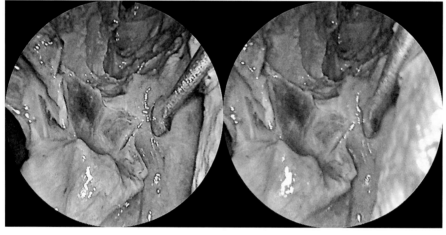

FS　frontal sinus，额窦
MSO　maxillary sinus ostium，上
颌窦口
虚线区域　大致相当于中鼻甲
基板

图 2-6-2　打开中鼻甲基板（右）
遵循"靠内靠下"的原则，在中鼻甲基板垂直部和水平部交界处，使用切割吸引器、剥离子或咬切钳打开中鼻甲基板。

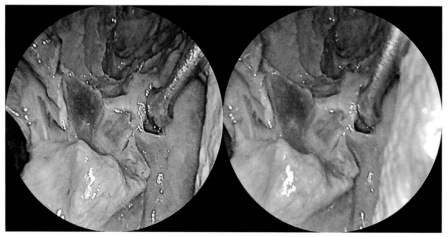 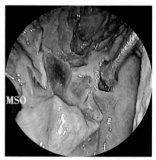

MSO　maxillary sinus ostium，上
颌窦口

图 2-6-3　打开中鼻甲基板（右）
剥离子刺破中鼻甲基板。

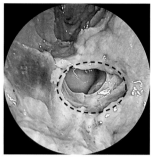

虚线区域 后筛的一个气房

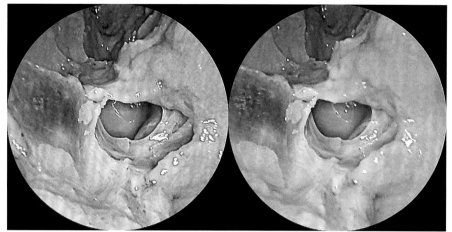

图 2-6-4 后筛（右）
打开后筛的第一个气房。

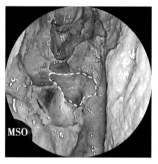

MSO maxillary sinus ostium，上
颌窦口
虚线区域 后筛的一个气房

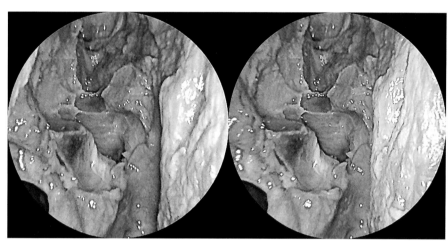

图 2-6-5 后筛（右）
扩大后筛第一个气房。后组筛窦开口于上鼻道。

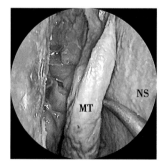

NS nasal septum，鼻中隔
MT middle turbinate，中鼻甲

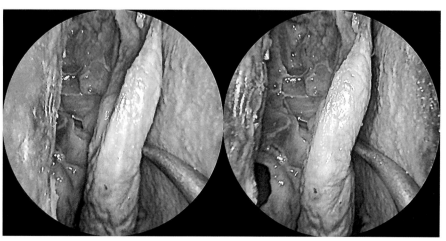

图 2-6-6 后筛引流至上鼻道（右）
为了证实后组筛窦开口于上鼻道：将弯头探针置于上鼻道，可经后筛看到。

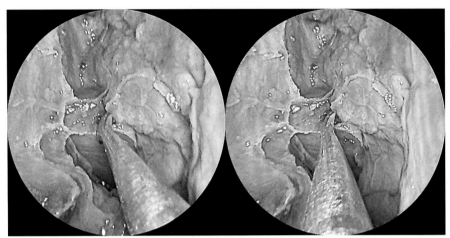
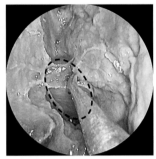

虚线区域　后筛气房

图 2-6-7　后筛（右）
进一步打开后筛气房。

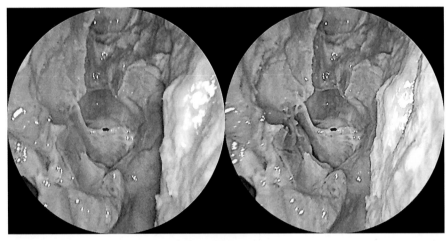

MSO　maxillary sinus ostium，上
颌窦口
虚线区域　Onodi 气房

图 2-6-8　Onodi 气房（右）

打开蝶筛气房（Onodi 气房）一个小的缺口。

● 蝶筛气房（Onodi 气房）：后组筛房可向蝶窦侧方和 / 或前上方伸展形成蝶筛气房。此
时蝶窦更靠内和 / 或靠下，视神经（或颈内动脉）可位于蝶筛气房内，而不是位于蝶窦
的侧壁。此气房的出现使视神经和颈内动脉受损的风险增加。

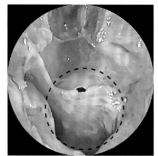

虚线区域　Onodi 气房

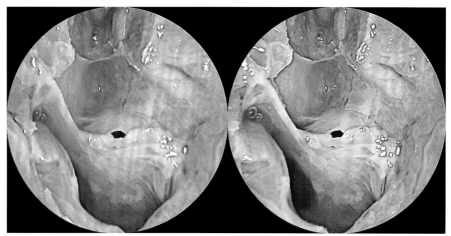

图 2-6-9　Onodi 气房（右）

近距离观察。进行后组筛窦的外侧处理时应小心操作，有时视神经管隆起或骨管被 Onodi 气房包绕，甚至完全位于 Onodi 气房内。此时应牢记"靠内靠下"的原则，筛窦钳或切割器在开始阶段切除后组筛窦气房间隔时始终靠近中线，与鼻中隔平行朝向后方，而不是朝向外侧。

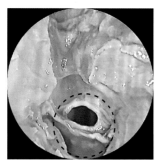

虚线区域　Onodi 气房

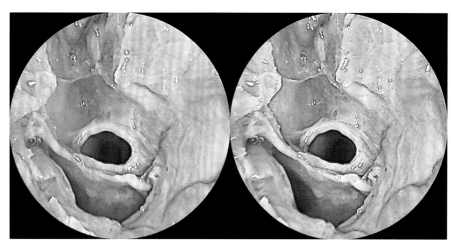

图 2-6-10　Onodi 气房（右）

逐渐扩大蝶筛气房（Onodi 气房）。

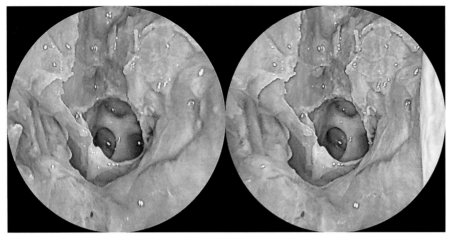
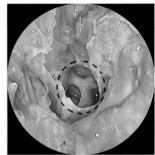

虚线区域　Onodi 气房

图 2-6-11　Onodi 气房（右）
进一步扩大蝶筛气房（Onodi 气房）。

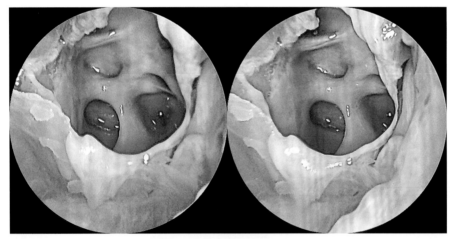
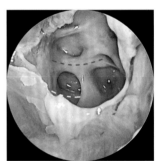

红色虚线　筛后动脉
黄色虚线　视神经管

图 2-6-12　Onodi 气房（右）
蝶筛气房（Onodi 气房）外侧可依稀看见视神经管。

- 筛后动脉（posterior ethmoidal artery）：筛后动脉穿过筛后管进入颅前窝底并分为内侧支和外侧支，分别供应鼻中隔后上部和鼻腔外侧壁。筛后动脉常横行于筛顶，位于蝶窦前壁最上缘的前方。由于筛后动脉很少低于颅底平面，因此术中不易受到损伤。

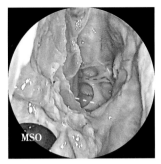

MSO　maxillary sinus ostium，上
颌窦口
红色虚线　筛后动脉
黄色虚线　视神经管

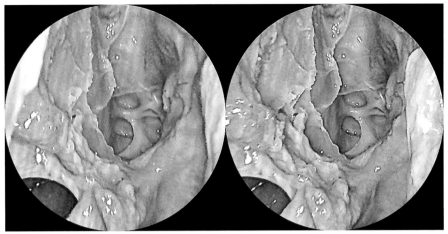

图 2-6-13　后筛（右）
观察蝶筛气房（Onodi 气房）与上颌窦口的空间位置关系。

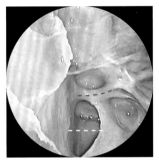

红色虚线　筛后动脉
黄色虚线　视神经管

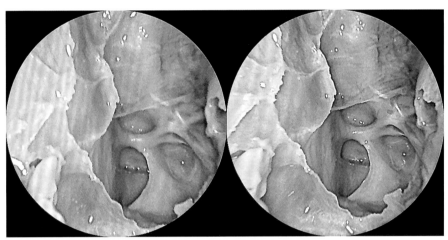

图 2-6-14　Onodi 气房（右）
蝶筛气房（Onodi 气房）外侧可见视神经管。

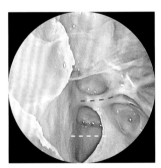

红色虚线　筛后动脉
黄色虚线　视神经管

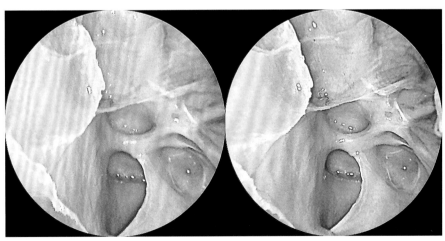

图 2-6-15　Onodi 气房（右）
抵近观察，蝶筛气房（Onodi 气房）外侧可见视神经管。

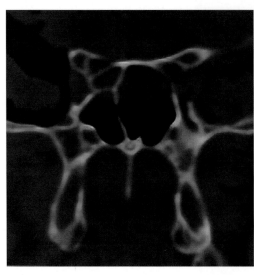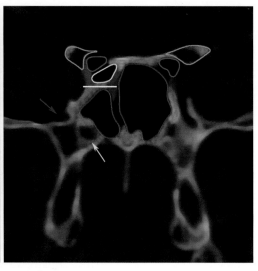

红色　蝶窦
黄色　Onodi 气房
蓝色　视神经管
橙色　前床突
红色箭头　圆孔
黄色箭头　翼管
白色横线　右侧蝶窦和 Onodi 气房有水平走行的骨质分隔

图 2-6-16　Onodi 气房

后鼻孔是蝶窦出现的标志，蝶窦为一位于骨性后鼻孔缘上方的气房，冠状位 CT 显示其上的气房，则应考虑 Onodi 气房。Onodi 气房是后组筛窦向后侧气化，导致蝶窦被压向下方，这在冠状位 CT 更易显示。

冠状位 CT 辨认 Onodi 气房的技巧：①先辨认蝶窦：后鼻孔上方第一个气房为蝶窦。②再辨认 Onodi 气房：如果蝶窦上方有气房，则该气房为 Onodi 气房。此时，蝶窦和 Onodi 气房被水平走行的骨质分隔。

第七节　蝶窦开放的解剖

确定蝶窦自然开口的定位方法有二：①上鼻甲（或最上鼻甲）与鼻中隔之间的蝶筛隐窝内；②后鼻孔上缘上 1~1.5cm。

开放蝶窦的径路主要有两种：

● 经筛窦径路蝶窦开放术：经筛窦进路在内镜下完成前组和后组筛窦切除之后，可以到达蝶窦前壁。但是，经筛窦进路通常不能直接到达蝶窦前壁自然开口的部位，而是略偏上、偏外。打开蝶窦前壁时，应尽可能"靠内靠下"。找到蝶窦腔后，再向上、向外扩大蝶窦前壁。若蝶窦前壁不易辨认，我们建议经后组筛窦辨认上鼻甲，咬切钳咬除上鼻甲后下部，可见蝶窦开口位于上鼻甲与鼻中隔之间的蝶筛隐窝内。

● 经鼻腔径路蝶窦开放术：收敛鼻腔黏膜，特别是中鼻甲、上鼻甲与鼻中隔之间的黏膜，应用剥离子将中鼻甲骨折外移。如中鼻甲肥大，可行中鼻甲部分切除。辨认上鼻甲。蝶窦开口位于上鼻甲与鼻中隔之间的蝶筛隐窝内，于后鼻孔上缘上 1~1.5cm。探入蝶窦后，可用不同大小的蝶窦咬骨钳向内、向下咬除蝶窦前壁。

下面介绍经筛窦径路蝶窦开放术。

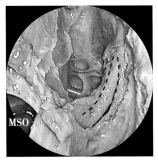

MSO　maxillary sinus ostium，上
颌窦口
红色实线　筛后动脉
黄色实线　视神经管
黑色虚线　上鼻甲

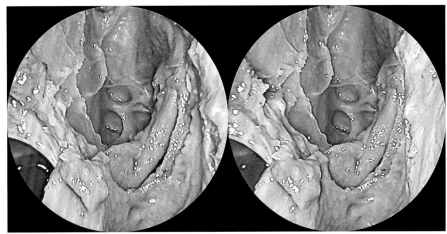

图 2-7-1　上鼻甲（右）
完成后组筛窦开放后，经后组筛窦辨认上鼻甲。

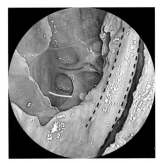

红色实线　筛后动脉
黄色实线　视神经管
黑色虚线　上鼻甲

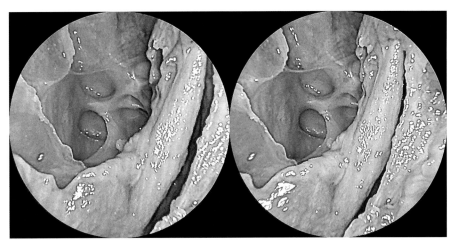

图 2-7-2　上鼻甲（右）
抵近观察上鼻甲。

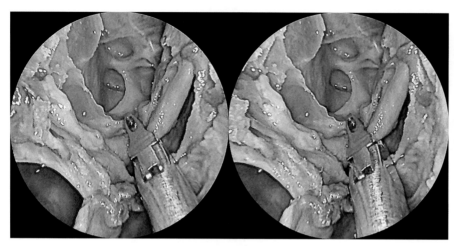

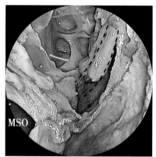

MSO maxillary sinus ostium，上
颌窦口
红色实线 筛后动脉
黄色实线 视神经管
黑色虚线 上鼻甲

图 2-7-3 上鼻甲（右）

咬切钳咬除上鼻甲后下部。

上鼻甲是蝶窦开放术中重要的解剖标志，使用切割吸引器或直咬切钳去除上鼻甲的下
1/3 到 1/2 部分，暴露蝶窦前壁，再用吸引器的前端仔细探查蝶窦自然口。

上述通过上鼻甲和蝶筛隐窝等解剖标志定位蝶窦自然口的方法适用于大多数病例。但
对于修正性鼻窦炎上鼻甲缺失的患者，可以根据后鼻孔上缘上 1～1.5cm 定位蝶窦自然
口。此时可以借助直径 4mm 的吸引器自后鼻孔上缘进行测量。

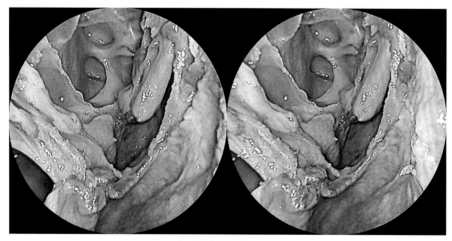

MSO maxillary sinus ostium，上
颌窦口
红色实线 筛后动脉
黄色实线 视神经管
黑色虚线 上鼻甲

图 2-7-4 上鼻甲（右）
咬切钳咬除上鼻甲后下部。

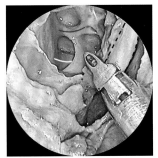

红色实线　筛后动脉
黄色实线　视神经管
黑色虚线　上鼻甲

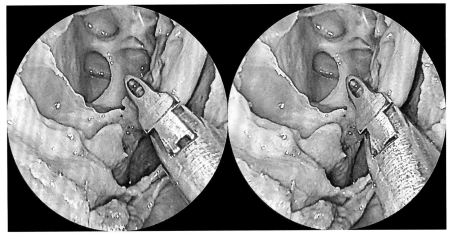

图 2-7-5　上鼻甲（右）
再次使用咬切钳咬除上鼻甲后下部。

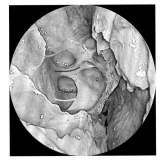

红色实线　筛后动脉
黄色实线　视神经管
黑色箭头　蝶窦自然开口

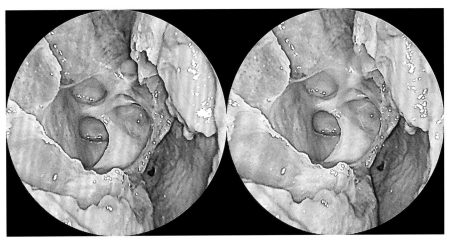

图 2-7-6　蝶窦（右）
去除上鼻甲后下部后，可见蝶窦自然口位于上鼻甲与鼻中隔之间的蝶筛隐窝内。

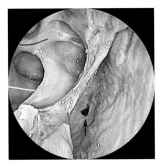

红色实线　筛后动脉
黄色实线　视神经管
黑色箭头　蝶窦自然开口

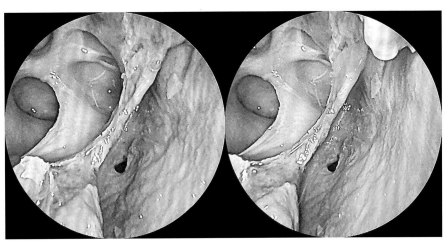

图 2-7-7　蝶窦（右）
抵近观察蝶窦自然口。

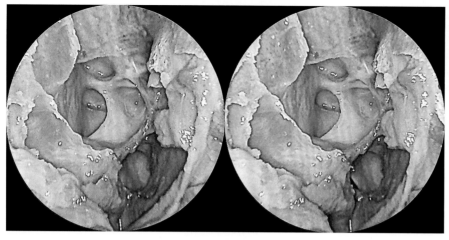
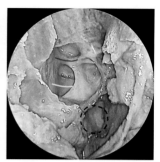

红色实线　筛后动脉
黄色实线　视神经管
黑色虚线　蝶窦

图 2-7-8　蝶窦（右）
扩大蝶窦自然口。

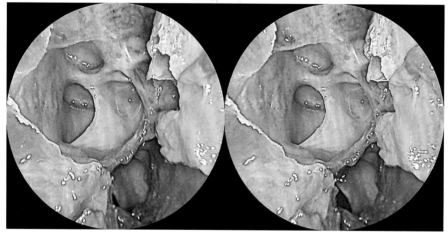
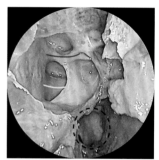

红色实线　筛后动脉
黄色实线　视神经管
黑色虚线　蝶窦

图 2-7-9　蝶窦（右）
抵近观察扩大的蝶窦开口。

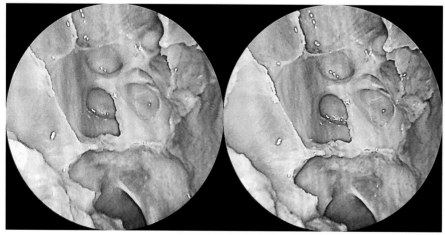
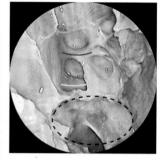

红色实线　筛后动脉
黄色实线　视神经管
黑色虚线　蝶窦

图 2-7-10　蝶窦（右）
进一步扩大蝶窦。注意蝶窦与 Onodi 气房、视神经的空间位置关系。

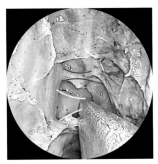

红色实线　筛后动脉
黄色实线　视神经管

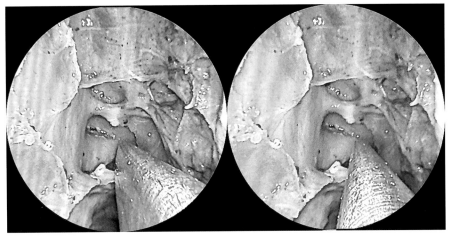

图 2-7-11　蝶窦与 Onodi 气房（右）
去除 Onodi 气房与蝶窦之间的间隔。

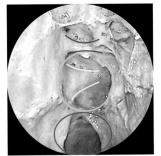

红色实线　筛后动脉
黄色实线　视神经管
绿色圆圈　Onodi 气房
蓝色圆圈　蝶窦

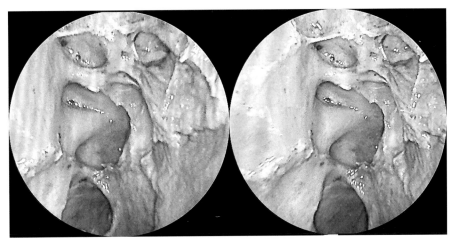

图 2-7-12　蝶窦与 Onodi 气房（右）
观察视神经管、筛后动脉、蝶窦之间的位置关系。

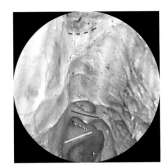

红色虚线　筛前动脉
红色实线　筛后动脉
黄色实线　视神经管

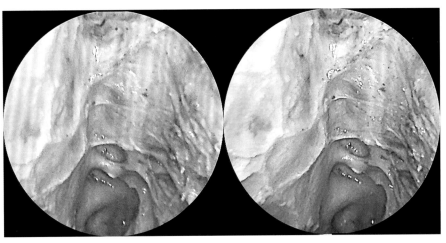

图 2-7-13　全组鼻窦开放（右）
完成全组鼻窦开放后，观察前颅底。

第三章

内镜下鼻咽癌Ⅰ型手术
Types Ⅰ Transnasal Endoscopic Nasopharyngectomy

第一节　内镜下鼻咽癌Ⅰ型手术范围

【切除范围】

切除范围为鼻咽中线区。上方至蝶骨平台水平；下方至硬腭平面；外侧界为咽鼓管圆枕与斜坡段颈内动脉（internal carotid artery，ICA）所在矢状面；后至头长肌及咽颅底筋膜；向前至鼻腔和筛窦。

【适应证】

Ⅰ型内镜下鼻咽癌切除术用于处理 T_1 期和局限于上述中线区 T_3 期的复发鼻咽癌（recurrent nasopharyngeal carcinoma，rNPC）。

【手术步骤】

1. 经鼻双（或单）鼻孔径路，开放双侧蝶窦，去除蝶窦间隔，去除鼻中隔后端，磨除蝶窦底，将蝶窦与鼻咽部轮廓化。

2. 获取足够安全边缘，完整切除肿瘤及周围可疑组织：上方至蝶骨平台水平；下方至硬腭平面；外侧界至蝶窦外侧壁、咽鼓管圆枕、翼内板；后至头长肌（或咽颅底筋膜）；向前至鼻腔和筛窦。肿瘤向下侵犯至口咽后壁的病变，内镜经鼻联合经口的手术径路对肿瘤进行完整切除。

【颅底重建】

无骨质裸露的Ⅰ型鼻咽癌切除术可以不需要进行鼻咽鼻颅底的重建。如果有骨质裸露，可采用游离中鼻甲黏膜瓣或游离下鼻甲黏膜瓣贴附在骨质裸露面上。

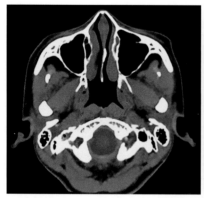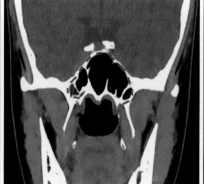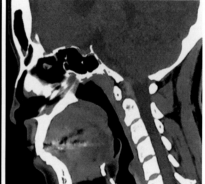

图 3-1-1　CT 显示鼻咽癌Ⅰ型手术范围（红色虚线范围）

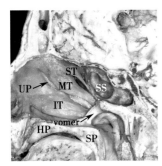

HP　hard palate，硬腭
IT　inferior turbinate，下鼻甲
MT　middle turbinate，中鼻甲
SP　soft palate，软腭
SS　sphenoid sinus，蝶窦
ST　superior turbinate，上鼻甲
UP　uncinate process，钩突
vomer　犁骨
红色虚线　鼻咽癌Ⅰ型手术范围

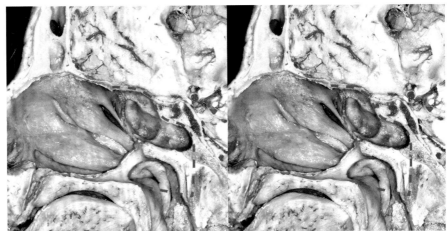

图 3-1-2　鼻咽癌Ⅰ型手术范围（矢状位）

红色虚线范围示手术范围：上至蝶骨平台水平；下至硬腭平面；后至头长肌（或咽颅底筋膜）；向前至鼻腔和筛窦。

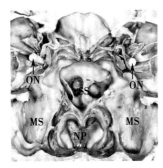

ON　optic nerve，视神经
NP　nasopharynx，鼻咽
MS　maxillary sinus，上颌窦
SS　sphenoid sinus，蝶窦
红色虚线　鼻咽癌Ⅰ型手术范围

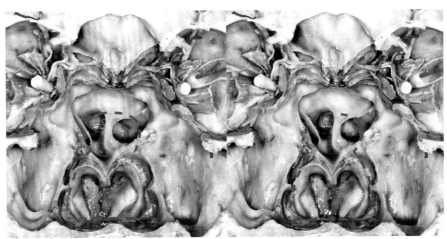

图 3-1-3　鼻咽癌Ⅰ型手术范围（冠状位）

红色虚线范围示手术范围：外侧界至蝶窦外侧壁、咽鼓管圆枕、翼内板。

【解剖要点】

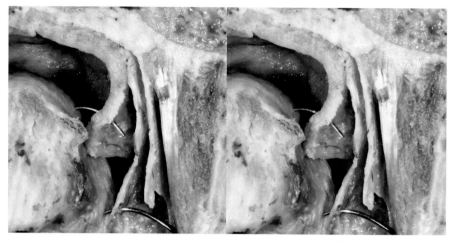

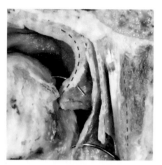

红色虚线　黏膜
黄色虚线　咽上缩肌
绿色虚线　椎前筋膜
蓝色虚线　头长肌

图 3-1-4　鼻咽后壁分层解剖（矢状位）

鼻咽后壁筋膜层较复杂，自前向后至少包含有鼻咽黏膜、咽上缩肌（咽颅底筋膜）、翼状筋膜、椎前筋膜、头长肌。

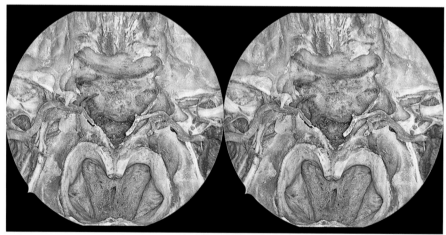

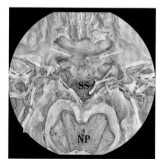

NP　nasopharynx，鼻咽
SS　sphenoid sinus，蝶窦
黄色实线　视神经
红色虚线　蝶腭动脉
蓝色虚线　上颌神经

图 3-1-5　鼻咽部及周围结构（冠状位）

咽为连接口腔和鼻腔至食管和气管（食管和气管交界）的圆锥形通道，是消化道和呼吸道的交汇处。咽通常被分成三部分：鼻咽、口咽、喉咽。

● 鼻咽（nasopharynx）：前以后鼻孔为界，通鼻腔；顶为蝶骨体及枕骨底部；后壁相当于第1～2颈椎；前下为软腭；下方与口咽相通。吞咽时软腭与咽后壁接触使鼻咽与口咽完全隔开。在侧壁距下鼻甲后端之后约 1cm 处，左右各有一个咽鼓管咽口，其附近黏膜内的淋巴组织称咽鼓管扁桃体。新生儿的咽鼓管咽口与鼻腔底在同一高度，成人的则略高于下鼻甲后端。

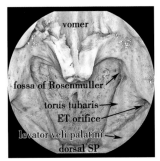

dorsal SP 软腭背面
ET orifice 咽鼓管咽口
fossa of Rosenmuller 咽隐窝
levator veli palatini 腭帆提肌
torus tubaris 咽鼓管圆枕
vomer 犁骨

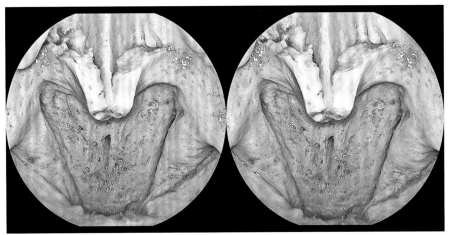

图 3-1-6 鼻咽部

以咽鼓管圆枕为标志,其下方是咽鼓管咽口,其后方为咽隐窝。两侧咽隐窝之间为鼻咽顶及后壁,在鼻咽顶后壁中央常有一凹窝,称为咽囊。

鼻咽癌可发生于咽隐窝和鼻咽顶部,表现为黏膜粗糙、溃烂,咽隐窝变浅,局部隆起或菜花样肿块。分泌性中耳炎有时可见到咽鼓管咽口受压或肿胀,吞咽开放不畅。咽囊炎者可见到咽囊窝内有脓性分泌物,周围黏膜充血、肥厚,若该处呈半球状隆起,应考虑咽囊囊肿。鼻咽部偶可见到脊索瘤和畸胎瘤。

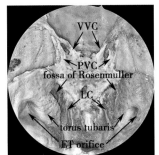

ET orifice 咽鼓管咽口
fossa of Rosenmuller 咽隐窝
LC longus capitis, 头长肌
PVC palatovaginal canal, 腭鞘管
torus tubaris 咽鼓管圆枕
VVC vomerovaginal canal, 犁鞘管

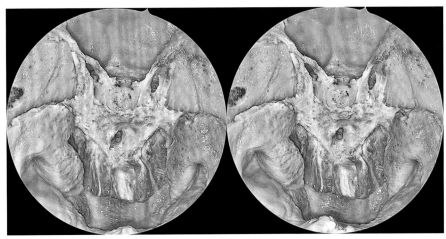

图 3-1-7 鼻咽部

- 腭鞘管(palatovaginal canal, PVC),或称咽管(pharyngeal canal),腭鞘管内走行腭鞘神经和腭鞘动脉。
- 后沟(posterior groove):腭鞘管在鼻咽顶壁的开口往后延续为一条沟。
- 犁鞘管(vomerovaginal canal, VVC)由犁骨翼与蝶骨鞘突围成,是一个经常与翼管、腭鞘管混淆的结构,走行犁鞘神经。

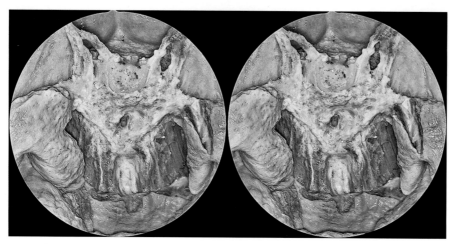

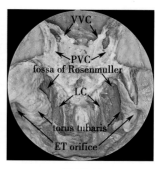

ET orifice 咽鼓管咽口
fossa of Rosenmuller 咽隐窝
LC longus capitis, 头长肌
PVC palatovaginal canal, 腭鞘管
torus tubaris 咽鼓管圆枕
VVC vomerovaginal canal, 犁鞘管

图 3-1-8 切除咽鼓管圆枕 (左)

鼻咽癌 I 型手术为了更好地暴露咽隐窝，可以切除咽隐窝前方的咽鼓管圆枕。

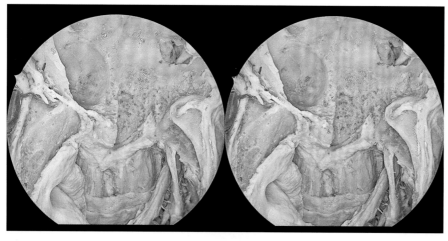

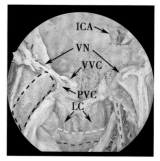

ICA internal carotid artery, 颈内动脉
LC longus capitis, 头长肌
PVC palatovaginal canal, 腭鞘管
VN vidian nerve, 翼管神经
VVC vomerovaginal canal, 犁鞘管
红色虚线 黏膜
黄色虚线 咽上缩肌
蓝色虚线 腭帆张肌
绿色虚线 腭帆提肌
黑色虚线 翼内板

图 3-1-9 鼻咽后壁 (双侧)

内镜鼻咽癌 I 型手术范围：

- 前至鼻腔和筛窦；
- 后至头长肌 (或咽颅底筋膜)；
- 上至蝶骨平台水平；
- 下至硬腭平面；
- 外侧界的骨性标志为翼管和翼内板所在的平面。

第二节　内镜下鼻咽癌Ⅰ型手术分步解剖操作

内镜下鼻咽癌Ⅰ型手术采用内镜下经鼻单/双鼻孔径路即可完成。术中将双侧蝶窦开放,去除蝶窦间隔,可去除鼻中隔后端,磨除蝶窦底,将蝶窦与鼻咽部进行轮廓化,对于向下侵犯至口咽后壁的病变,术中可采用内镜经鼻联合经口的手术径路对肿瘤进行完整切除。其中斜坡区病变的切除需向后切至正常的头长肌。

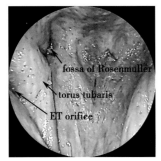

ET orifice　eustachian tube orifice,
咽鼓管咽口
fossa of Rosenmuller　咽隐窝
torus tubaris　咽鼓管圆枕

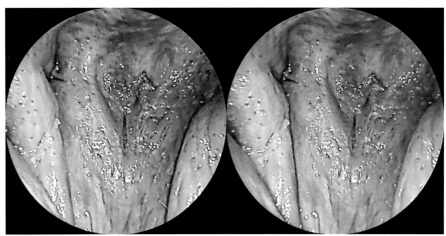

图 3-2-1　鼻咽部(右)

约在下鼻甲后方 1cm 处,咽侧壁上有咽鼓管咽口,经咽鼓管通向中耳鼓室。位于咽鼓管咽口周围的淋巴组织称为咽鼓管扁桃体。在咽鼓管咽口的前、上、后方,明显隆起,称咽鼓管圆枕。圆枕后方与咽后壁之间有一纵行的隐窝,为咽隐窝,是鼻咽癌的好发部位之一,咽隐窝向上距破裂孔约 1cm,鼻咽癌可经破裂孔向颅内转移。

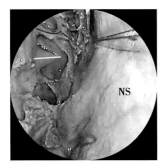

NS　nasal septum,鼻中隔
红色实线　筛后动脉
黄色实线　视神经管

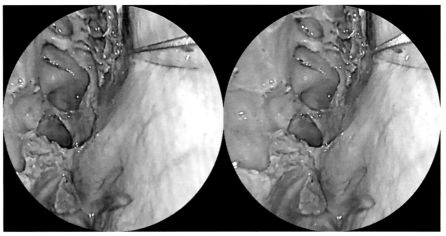

图 3-2-2　切除鼻中隔后端(右)

鼻咽癌Ⅰ型手术为了更好地暴露双侧鼻咽部,需要去除鼻中隔后端。刀片于蝶窦自然口前方水平切开鼻中隔后端黏膜。在术中可以使用针状电极或等离子切开鼻中隔后端黏膜。注意:如果术后需要使用鼻中隔黏膜瓣,可在去除鼻中隔后端前完成鼻中隔黏膜瓣的制作。

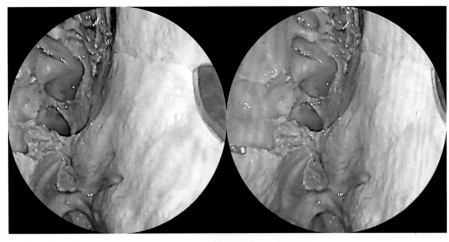

NS　nasal septum，鼻中隔
黄色实线　视神经管

图 3-2-3　切除鼻中隔后端（右）
刀片于后鼻孔前方 2cm 处垂直向下切开鼻中隔后端黏膜。

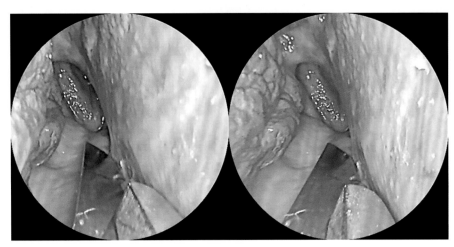

IT　inferior turbinate，下鼻甲
NP　nasopharynx，鼻咽
NS　nasal septum，鼻中隔

图 3-2-4　切除鼻中隔后端（右）
刀片于鼻底水平切开鼻中隔后端黏膜。

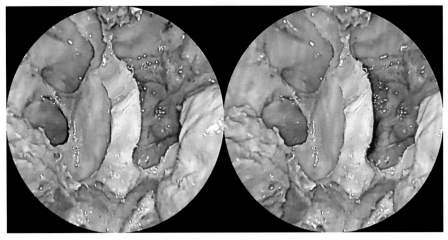

SC　sphenoid crest，蝶骨嵴
vomer　犁骨
黄色实线　视神经管

图 3-2-5　蝶骨嵴
去除鼻中隔后端。暴露双侧蝶窦和双侧鼻咽部。
内镜自上而下观察，先观察双侧视神经管、蝶窦、蝶骨嵴、犁骨后端。

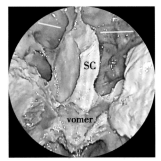

SC　sphenoid crest，蝶骨嵴
vomer　犁骨
黄色实线　视神经管

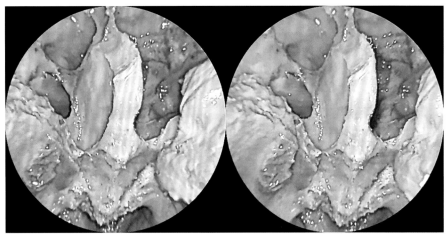

图 3-2-6　鼻咽部（双）

去除鼻中隔后端。暴露双侧蝶窦和双侧鼻咽部。

- 犁骨（vomer）：是一小、薄、犁形的骨质，构成鼻中隔的后下部。犁骨的中线下缘与鼻底的上颌骨、腭骨相连，并将鼻腔分成左右鼻孔。犁骨后上方的侧翼与蝶骨的蝶嘴相连。犁骨的前上缘与筛骨的垂直板相连。
- 蝶嘴（sphenoid rostrum）：蝶骨体前部突出的部分，与犁骨相连。
- 蝶骨嵴（sphenoid crest）：蝶骨前面观中线上的一条垂直嵴状物，与筛骨垂直板相连。

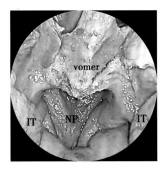

IT　inferior turbinate，下鼻甲
NP　nasopharynx，鼻咽
vomer　犁骨

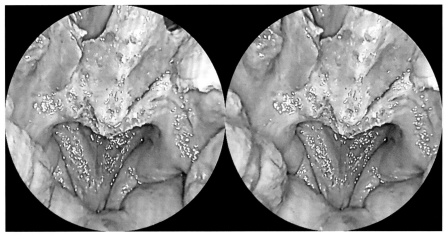

图 3-2-7　鼻咽部（双）
去除鼻中隔后端。暴露双侧蝶窦和双侧鼻咽部。

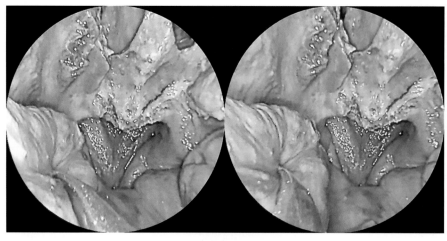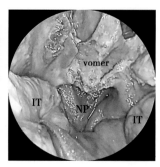

IT inferior turbinate，下鼻甲
NP nasopharynx，鼻咽
vomer 犁骨

图 3-2-8 切除下鼻甲后端（右）

下鼻甲肥大时，后端会阻挡鼻咽外侧壁的暴露。可在术中去除下鼻甲后端，进一步显露鼻咽部全貌。

剪刀剪开下鼻甲后端。

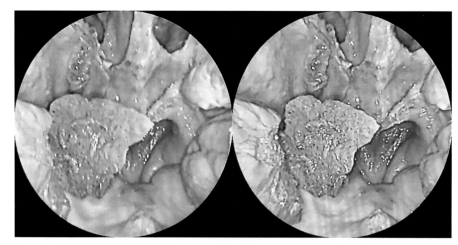

IT inferior turbinate，下鼻甲
NP nasopharynx，鼻咽
vomer 犁骨

图 3-2-9 切除下鼻甲后端（右）

分离下鼻甲后端。

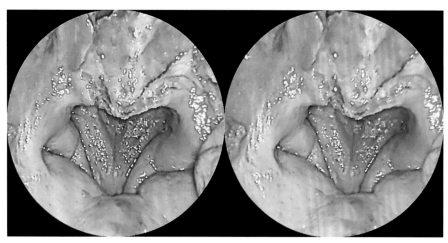

IT inferior turbinate，下鼻甲
NP nasopharynx，鼻咽
SP soft palate，软腭
vomer 犁骨

图 3-2-10 鼻咽部（双）

去除下鼻甲后端后，右侧鼻咽部的视野更加开阔。

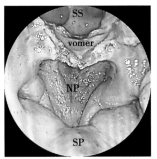

NP nasopharynx，鼻咽
SP soft palate，软腭
SS sphenoid sinus，蝶窦
vomer 犁骨

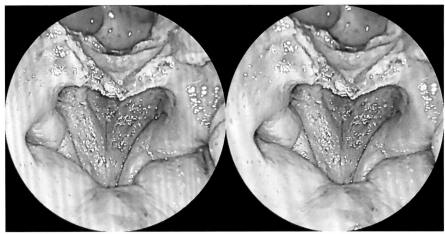

图 3-2-11 鼻咽部（双）
去除蝶骨嵴和大部分犁骨。

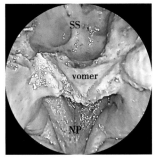

NP nasopharynx，鼻咽
SS sphenoid sinus，蝶窦
vomer 犁骨

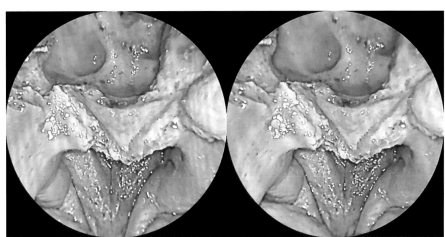

图 3-2-12 犁骨后端
此步磨薄犁骨后端。拟去除犁骨后端，暴露并磨除蝶窦底，将蝶窦与鼻咽部轮廓化。

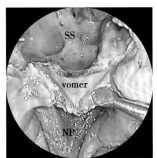

NP nasopharynx，鼻咽
SS sphenoid sinus，蝶窦
vomer 犁骨

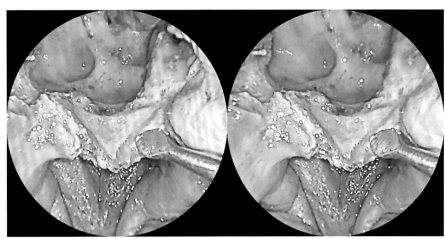

图 3-2-13 犁骨后端
分离犁骨。

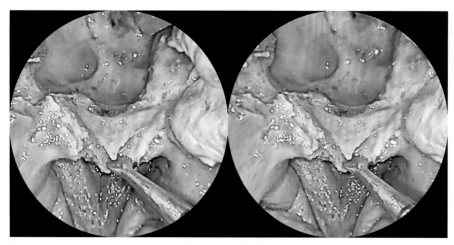
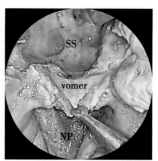

NP　nasopharynx，鼻咽
SS　sphenoid sinus，蝶窦
vomer　犁骨

图 3-2-14　犁骨后端
挑起犁骨后上端。

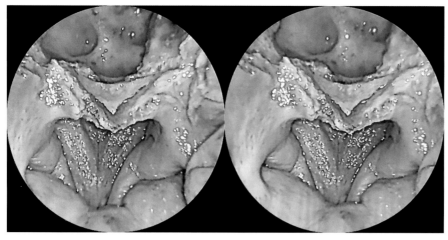
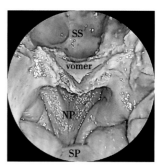

NP　nasopharynx，鼻咽
SS　sphenoid sinus，蝶窦
SP　soft palate，软腭
vomer　犁骨

图 3-2-15　犁骨后端
可见松动的犁骨。

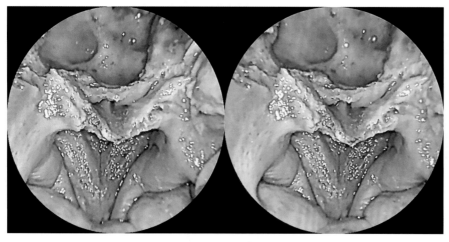
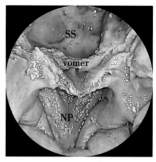

NP　nasopharynx，鼻咽
SS　sphenoid sinus，蝶窦
vomer　犁骨

图 3-2-16　犁骨后端
松解犁骨后端。

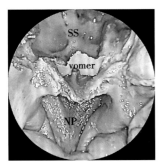

NP　nasopharynx，鼻咽
SS　sphenoid sinus，蝶窦
vomer　犁骨

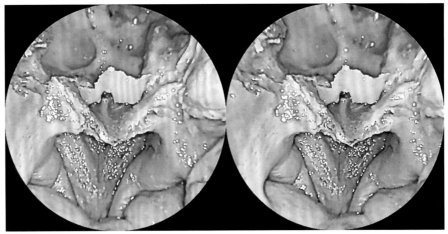

图 3-2-17　犁骨后端
松解犁骨后端。

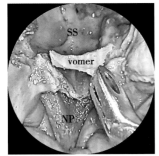

NP　nasopharynx，鼻咽
SS　sphenoid sinus，蝶窦
vomer　犁骨

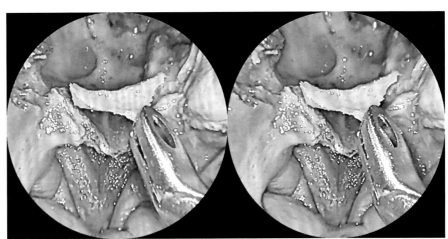

图 3-2-18　犁骨后端
翘头钳取出犁骨。

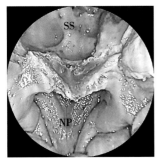

NP　nasopharynx，鼻咽
SS　sphenoid sinus，蝶窦

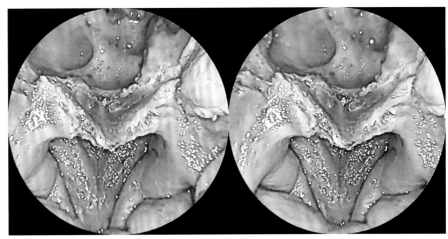

图 3-2-19　犁骨去除后的犁骨后端
犁骨去除后，暴露鼻咽顶、蝶窦底壁的软组织。

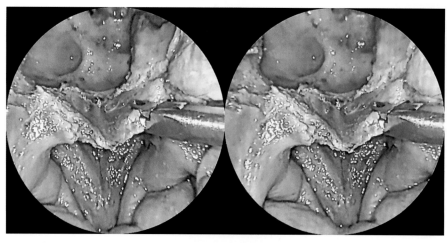

NP nasopharynx，鼻咽
SS sphenoid sinus，蝶窦

图 3-2-20　鼻咽顶
咬切钳咬除鼻咽顶、蝶窦底壁的软组织。

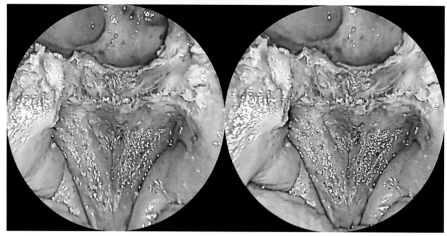

NP nasopharynx，鼻咽
SS sphenoid sinus，蝶窦

图 3-2-21　鼻咽顶
去除鼻咽顶、蝶窦底壁的软组织。

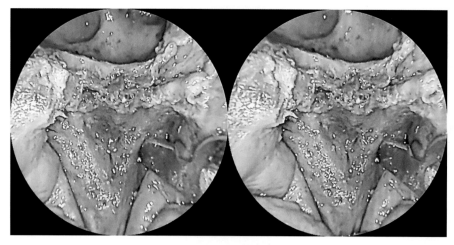

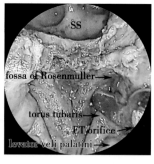

ET orifice eustachian tube orifice，
咽鼓管咽口
levator veli palatini 腭帆提肌
fossa of Rosenmuller 咽隐窝
torus tubaris 咽鼓管圆枕
SS sphenoid sinus 蝶窦

图 3-2-22　鼻咽顶

计划切除右侧鼻咽部。
确定左侧切缘：术中根据病变范围，留足安全切缘。一般需过中线，贴近咽鼓管圆枕内
侧垂直切开鼻咽部黏膜。

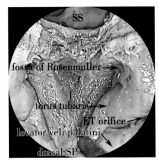

dorsal SP 软腭背面
ET orifice eustachian tube orifice,
咽鼓管咽口
levator veli palatini 腭帆提肌
fossa of Rosenmuller 咽隐窝
torus tubaris 咽鼓管圆枕
SS sphenoid sinus,蝶窦

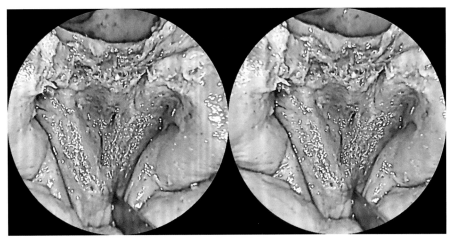

图 3-2-23 鼻咽顶
垂直向下切开至软腭水平。

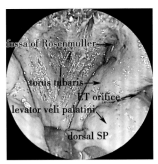

dorsal SP 软腭背面
ET orifice eustachian tube
orifice,咽鼓管咽口
levator veli palatini 腭帆提肌
fossa of Rosenmuller 咽隐窝
torus tubaris 咽鼓管圆枕

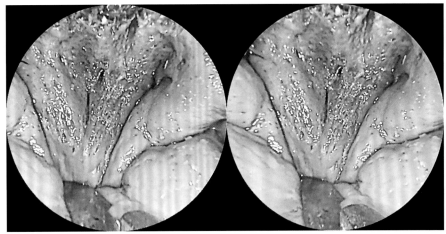

图 3-2-24 鼻咽癌Ⅰ型手术(下界)
计划切除右侧鼻咽部。
确定下方切缘:术中根据病变范围,留足安全切缘。一般平软腭水平切开鼻咽部黏膜。

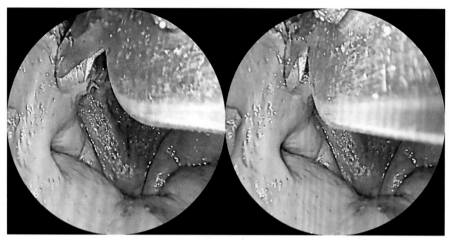

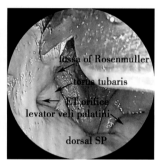

dorsal SP　软腭背面
ET orifice　eustachian tube orifice，
咽鼓管咽口
levator veli palatini　腭帆提肌
fossa of Rosenmuller　咽隐窝
torus tubaris　咽鼓管圆枕

图 3-2-25　鼻咽癌 I 型手术（外侧界）

计划切除右侧鼻咽部。

确定右侧切缘：术中根据病变范围，留足安全切缘。一般平咽鼓管圆枕的外侧缘切开，连同咽鼓管圆枕一并去除。

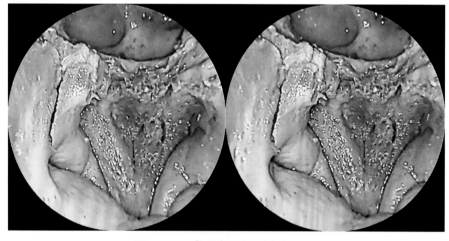

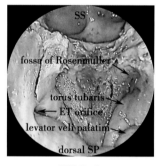

dorsal SP　软腭背面
ET orifice　eustachian tube orifice，
咽鼓管咽口
levator veli palatini　腭帆提肌
fossa of Rosenmuller　咽隐窝
torus tubaris　咽鼓管圆枕
SS　sphenoid sinus　蝶窦

图 3-2-26　鼻咽癌 I 型手术（外侧界）

鼻咽部冠状位切缘：

● 左侧切缘：过中线，贴近咽鼓管圆枕外侧垂直切开鼻咽部黏膜。

● 下方切缘：平软腭水平切开鼻咽部黏膜。

● 右侧切缘：平咽鼓管圆枕的外侧缘切开，连同咽鼓管圆枕一并去除。

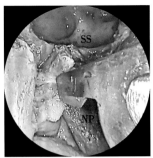

NP nasopharynx, 鼻咽
SS sphenoid sinus, 蝶窦

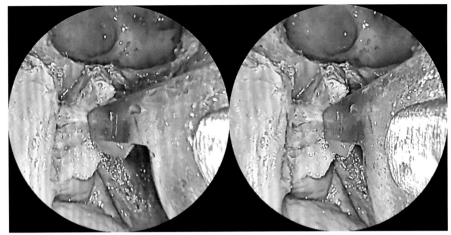

图 3-2-27 鼻咽癌Ⅰ型手术: 咽鼓管圆枕切除
分离咽鼓管圆枕及其后方咽隐窝。

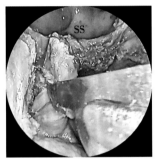

SS sphenoid sinus, 蝶窦

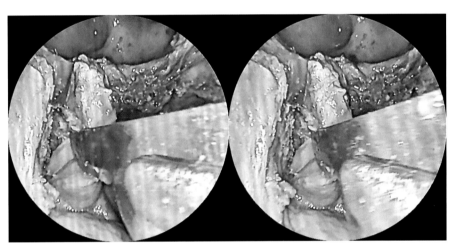

图 3-2-28 鼻咽癌Ⅰ型手术: 咽鼓管圆枕切除
分离咽鼓管圆枕及其后方咽隐窝。

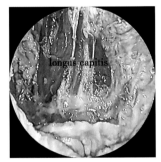

longus capitis 头长肌

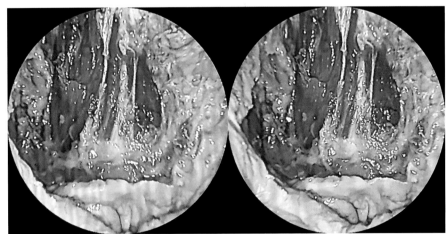

图 3-2-29 鼻咽癌Ⅰ型手术: 头长肌
根据上述切缘切除鼻咽部组织, 后方至头长肌。
注意: 向外不要超过头长肌的外缘, 因为头长肌的外缘毗邻颈内动脉咽旁段。

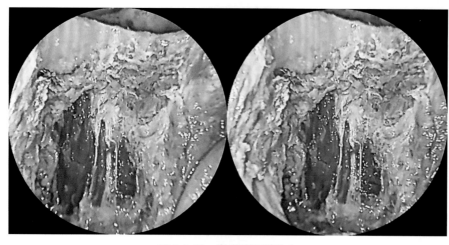

图 3-2-30　鼻咽癌 I 型手术

镜头上移,可见蝶窦底壁骨质。

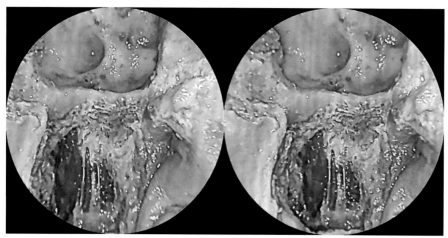

longus capitis　头长肌
SS　sphenoid sinus,蝶窦

图 3-2-31　鼻咽癌 I 型手术

镜头上移,可见蝶窦。

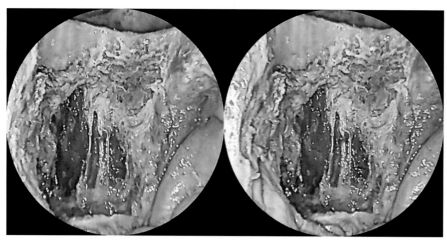

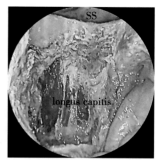

longus capitis　头长肌
SS　sphenoid sinus,蝶窦

图 3-2-32　鼻咽癌 I 型手术

鼻咽癌 I 型手术完成后整体观。

第四章

内镜下鼻咽癌Ⅱ型手术
Types Ⅱ Transnasal Endoscopic Nasopharyngectomy

第一节　内镜下鼻咽癌Ⅱ型手术范围

【切除范围】

切除范围：上至蝶骨平台水平；下至硬腭平面；后至头长肌（或咽颅底筋膜）；前至鼻腔和筛窦。外侧界为斜坡段颈内动脉、破裂孔段颈内动脉、翼外板。

【适应证】

咽隐窝是鼻咽癌（包括复发性鼻咽癌）的好发部位，肿瘤可沿咽隐窝向外侵犯上咽旁间隙，向外上可至海绵窦，向后外可侵犯甚至包绕咽旁段 ICA。内镜下鼻咽癌Ⅱ型手术用于处理向咽旁间隙侵犯的复发性鼻咽癌，包括侵犯一侧咽旁段 ICA 的情况，主要用于 T_2 期的复发性鼻咽癌。

【手术步骤】

1. 经鼻双（或单）鼻孔径路，开放患侧上颌窦、筛窦，开放双侧蝶窦，去除蝶窦间隔，去除鼻中隔后端，磨除蝶窦底，将蝶窦与鼻咽部轮廓化。

2. 扩大上颌窦口，去除腭骨垂直板，阻断腭降动脉，去除上颌窦后壁骨质，暴露并切断腭鞘动脉，将翼腭窝组织外移，暴露翼突根部、翼内板和翼管神经，暴露翼管外上方的圆孔和上颌神经。

3. 沿翼管神经向后磨除翼突骨质，结合蝶翼突裂、翼突结节定位破裂孔段颈内动脉，定位斜坡段颈内动脉和海绵窦前壁；继续磨除翼突根部暴露翼内肌和腭帆张肌，切除咽上缩肌，暴露腭帆提肌和咽鼓管软骨段，在腭帆张肌与咽上缩肌围成的上咽旁间隙内侧部分向后切除，阻断咽升动脉，向后至茎突后咽旁间隙，术中使用导航和超声多普勒定位咽旁段颈内动脉，切除咽鼓管软骨段和病变组织。

4. 获取足够安全边缘，完整切除肿瘤及周围可疑组织：上方至蝶骨平台水平；下方至硬腭平面；外侧界至斜坡段颈内动脉、破裂孔段颈内动脉、翼外板，后至头长肌（或咽颅底筋膜）；向前至鼻腔和筛窦。

【颅底重建】

鼻咽癌Ⅱ型手术可以使用鼻中隔黏膜瓣覆盖裸露的颈内动脉及鼻咽部创面。

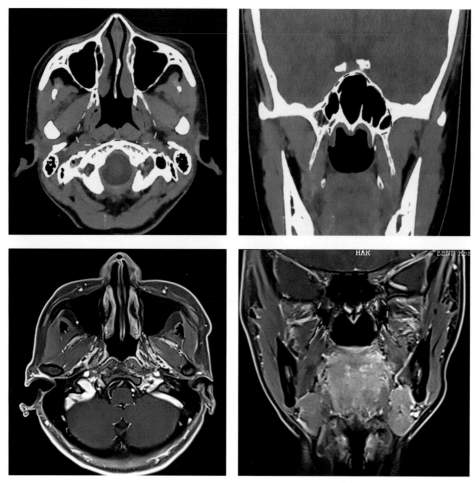

图 4-1-1　CT 和 MRI 对比鼻咽癌Ⅰ型和Ⅱ型手术切除范围

红色虚线为鼻咽癌Ⅰ型手术切除范围；绿色虚线为鼻咽癌Ⅱ型手术切除范围。

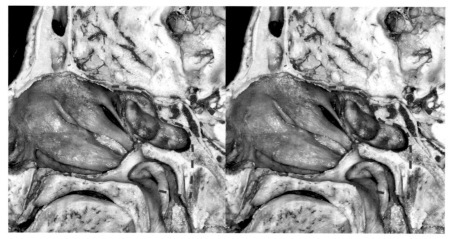

图 4-1-2　鼻咽癌Ⅱ型手术范围（矢状位）

鼻咽癌Ⅱ型手术范围（红色虚线）在矢状位上同鼻咽癌Ⅰ型手术：上方至蝶骨平台水平；
下方至硬腭平面；后至头长肌（或咽颅底筋膜）；向前至鼻腔和筛窦。

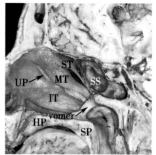

HP　hard palate，硬腭
IT　inferior turbinate，下鼻甲
MT　middle turbinate，中鼻甲
SP　soft palate，软腭
SS　sphenoid sinus，蝶窦
ST　superior turbinate，上鼻甲
UP　uncinate process，钩突
vomer　犁骨

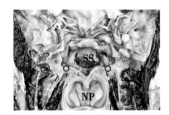

NP nasopharynx，鼻咽
SS sphenoid sinus，蝶窦
黄色圆圈 视神经
绿色圆圈 圆孔
红色圆圈 翼管
蓝色圆圈 卵圆孔

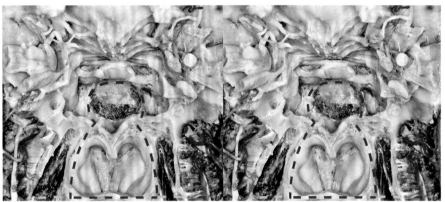

图 4-1-3 鼻咽癌Ⅱ型手术范围（冠状位）

绿色虚线为鼻咽癌Ⅱ型手术切除范围：外侧界至斜坡段颈内动脉、破裂孔段颈内动脉、翼外板。

红色虚线为鼻咽癌Ⅰ型手术切除范围。

【解剖要点】

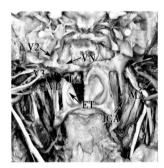

ET eustachian tube，咽鼓管
LC longus capitis，头长肌
ICA internal carotid artery，颈内动脉
MA maxillary artery，上颌动脉
TVP tensor veli palatini，腭帆张肌
VN vidian nerve，翼管神经
V2 上颌神经
V3 下颌神经

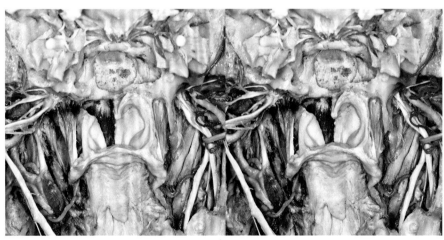

图 4-1-4 鼻咽部及周围结构

鼻咽左右各有一个咽鼓管咽口。咽鼓管长 3.5～3.9cm，由软骨部与骨部两部分所组成。在骨部与软骨部交界处最窄（称峡部），内径仅 1～2mm，而咽口处为最宽。咽鼓管的外 1/3 为骨部，内侧有颈内动脉管，内 2/3 为软骨部，内侧端的咽口位于鼻咽部的外侧壁，在下鼻甲后端的后外方约 1.5cm 处。软骨部具有弹性，并非始终开放的管道。它平时是闭合的，仅在吞咽、哈欠、捏鼻鼓气等情况下开放。

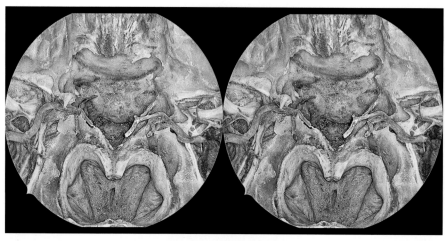

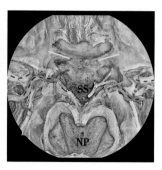

NP　nasopharynx, 鼻咽
SS　sphenoid sinus, 蝶窦
黄色实线　视神经
红色虚线　蝶腭动脉
蓝色虚线　眶下神经

图 4-1-5　鼻咽部及周围结构

鼻咽的左右两侧为咽鼓管咽口, 此口的前、上、后缘有由咽鼓管软骨末端形成的唇状隆起称咽鼓管圆枕。在咽鼓管圆枕后上方有一深窝称咽隐窝, 是鼻咽癌好发部位, 其上距颅底破裂孔仅约 1cm。故鼻咽恶性肿瘤常可循此进入颅内。咽鼓管咽口周围有丰富的淋巴组织称咽鼓管扁桃体。

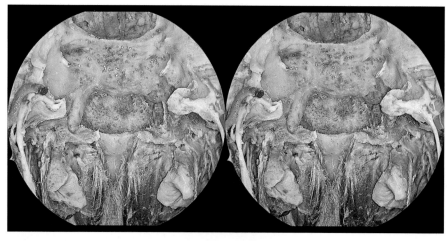

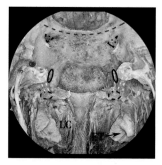

ET　eustachian tube, 咽鼓管
LC　longus capitis, 头长肌
红色虚线　视神经
黄色虚线　翼管神经
绿色虚线　蝶翼突裂
实椭圆　蝶骨小舌
虚椭圆　翼突结节
虚三角　OCR, 视神经颈内动脉隐窝

图 4-1-6　咽鼓管

咽鼓管周围的肌肉包括腭帆张肌、腭帆提肌和咽鼓管咽肌 3 组。

- 腭帆张肌(tensor veli palatini): 咽鼓管主动开放使中耳通气主要是通过腭帆张肌的收缩来实现的。

- 腭帆提肌(levator veli palatini): 该肌收缩可使软腭向上运动和升高咽鼓管下壁的位置, 因此有助于关闭咽鼓管而起保护作用。此外, 当腭帆提肌收缩牵拉咽鼓管前壁向前下运动时可以起到稳定咽鼓管下壁的作用。

- 咽鼓管咽肌(salpingopharyngeus muscle): 其是一范围多变的小肌肉, 起自于咽鼓管内侧软骨板的下部分, 有一小部分纤维附于咽侧壁。该肌在咽鼓管扩张中作用较小或无作用。

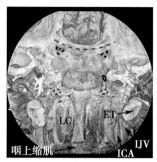

ET eustachian tube, 咽鼓管

ICA internal carotid artery, 颈内动脉

IJV internal jugular vein, 颈内静脉

LC longus capitis, 头长肌

红色虚线　视神经
黄色虚线　翼管神经
绿色虚线　蝶翼突裂
实椭圆　蝶骨小舌
虚椭圆　翼突结节
虚三角　视神经颈内动脉隐窝

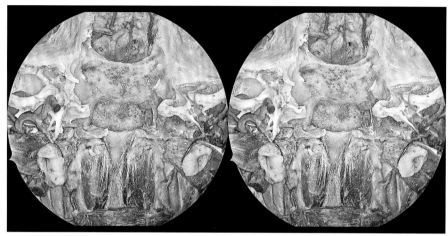

图 4-1-7　咽鼓管外移

解剖中，外移咽鼓管，彻底暴露咽隐窝、破裂孔段颈内动脉、头长肌外侧缘。手术中，可切除肿瘤累及的咽鼓管，暴露上述解剖结构。

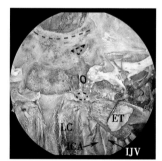

ET eustachian tube, 咽鼓管

ICA internal carotid artery, 颈内动脉

IJV internal jugular vein, 颈内静脉

LC longus capitis, 头长肌

红色虚线　视神经
黄色虚线　翼管神经
绿色虚线　蝶翼突裂
实椭圆　蝶骨小舌
虚椭圆　翼突结节
虚三角　视神经颈内动脉隐窝

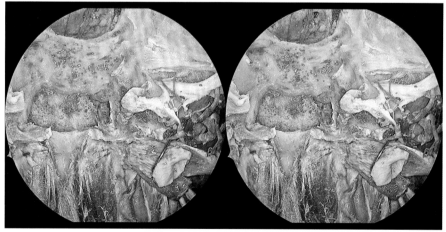

图 4-1-8　颈内动脉袜套

沿翼管神经向后磨除翼突根，显露咽鼓管上方、破裂孔下方的颈内动脉袜套。暴露 ICA 破裂孔段。

匹兹堡大学的 Kassam 团队提到，咽颅底筋膜与破裂孔的致密筋膜相互延续，颈内动脉穿过破裂孔周围的致密筋膜，类似于脚穿上了袜子，所以将破裂孔周围的致密筋膜命名为颈内动脉袜套（ICA sock）。

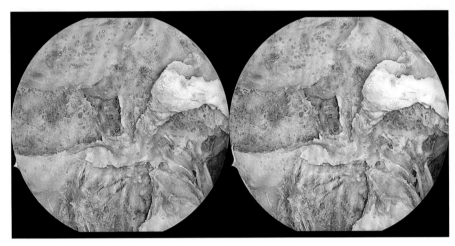

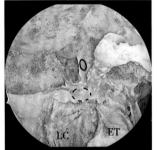

ET   eustachian tube，咽鼓管
LC   longus capitis，头长肌
黄色虚线　翼管神经
绿色虚线　蝶翼突裂
实椭圆　蝶骨小舌
虚椭圆　翼突结节

图 4-1-9　翼管神经（左）

- 翼管神经：由岩大神经和岩深神经汇合而成的神经。穿经翼管至翼腭窝，进入翼腭神经节。

- 蝶翼突裂（pterygosphenoidal fissure），又称翼蝶裂，可为破裂孔段颈内动脉的显露提供重要解剖标志。

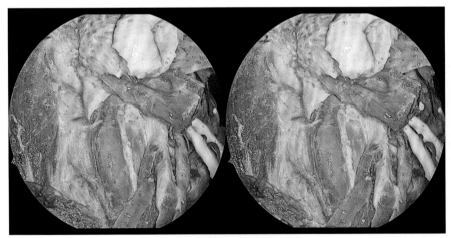

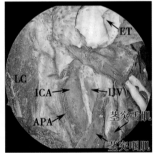

APA   ascending pharyngeal artery，咽升动脉
ET   eustachian tube，咽鼓管
ICA   internal carotid artery，颈内动脉
IJV   internal jugular vein，颈内静脉
LC   longus capitis，头长肌

图 4-1-10　咽旁段颈内动脉（左）
咽旁段颈内动脉和颈内静脉伴行。

第二节　内镜下鼻咽癌Ⅱ型手术分步解剖操作

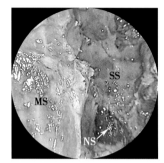

MS　maxillary sinus，上颌窦
SS　sphenoid sinus，蝶窦
NS　nasal septum，鼻中隔

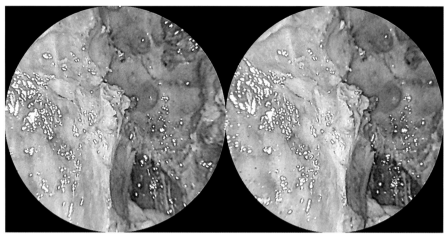

图 4-2-1　翼腭窝（右）

鼻咽癌Ⅱ型手术需在鼻咽癌Ⅰ型手术的基础上，向外切除至翼外板。所以需要打开翼腭窝，向后磨除翼突根部，充分暴露咽隐窝和头长肌外侧。

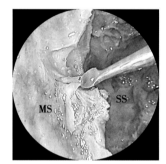

MS　maxillary sinus，上颌窦
SS　sphenoid sinus，蝶窦

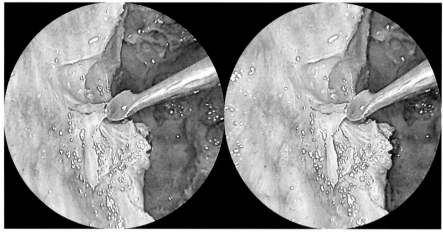

图 4-2-2　翼腭窝前壁（右）

打开翼腭窝前壁。

- 翼腭窝（pterygopalatine fossa）：是上颌窦后方、翼突根部前方一个小的锥形间隙，其外侧是颞下窝，内侧是鼻咽。翼腭窝顶是蝶骨体部。后方边界是翼突根部及连接的蝶骨大翼的前面。前界是上颌窦后壁。内侧边界是腭骨的垂直板及其眶突和蝶突，大致相当于蝶腭孔所在的矢状面。外侧边界是翼上颌裂。

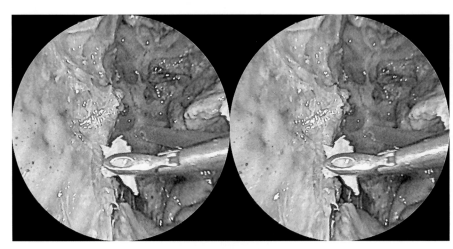
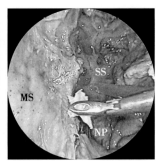

MS   maxillary sinus, 上颌窦
SS   sphenoid sinus, 蝶窦
NP   nasopharynx, 鼻咽

图 4-2-3　翼腭窝前壁（右）

去除翼腭窝前壁骨质，即上颌窦后壁靠内侧的骨质。

翼腭窝与鼻腔以蝶腭孔相通。翼腭窝与眼眶以眶下裂的内侧相通。翼腭窝与颞下窝以翼上颌裂相通，翼上颌裂位于上颌骨后部和蝶骨翼突之间，其内走行上颌动脉。

翼腭窝后壁有三个开口：①圆孔（foramen rotundum），内有上颌神经；②翼管（pterygoid canal），又称 Vidian 管（Vidian canal），内有翼管神经；③腭鞘管（palatovaginal canal），又称咽管（pharyngeal canal），内有腭鞘动脉走行。

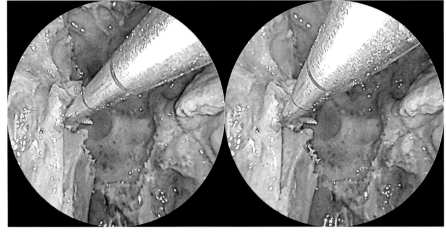
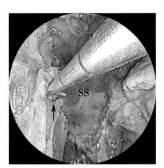

SS   sphenoid sinus, 蝶窦
黑色箭头　翼管

图 4-2-4　翼腭窝（右）

将翼腭窝内容物向外侧推移，暴露翼管。

翼腭窝内的结构包括上颌动脉的第三段（翼腭段）、上颌神经及其分支、蝶腭神经节等。

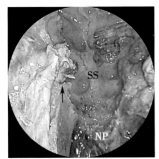

黑色箭头　翼管
NP　nasopharynx，鼻咽
SS　sphenoid sinus，蝶窦

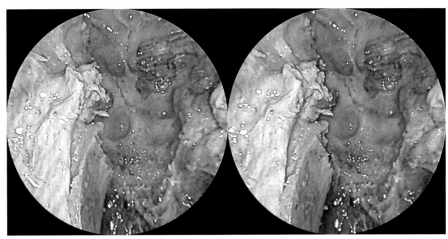

图 4-2-5　翼腭窝（右）

将翼腭窝内容物向外侧推移，暴露翼管。

- 翼管（pterygoid canal）：为连接翼腭窝和破裂孔的骨性管道，位于蝶骨翼突和蝶骨体融合的交界处，分为前口和后口。翼管前口与翼腭窝相连，位于翼突表面内侧，位于蝶窦底水平，圆孔的下内侧。翼管后口与破裂孔相连，位于翼突内侧板后缘的上方，开口于破裂孔的前外侧缘上部。翼管从前口开始，略向后外侧走行。翼管走行于蝶窦的底部，骨管部分突入蝶窦内。

根据以上解剖特点，在冠状位 CT 上于翼内板和蝶窦底的交界处可以找到翼管。

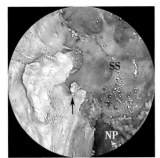

黑色箭头　翼管
NP　nasopharynx，鼻咽
SS　sphenoid sinus，蝶窦

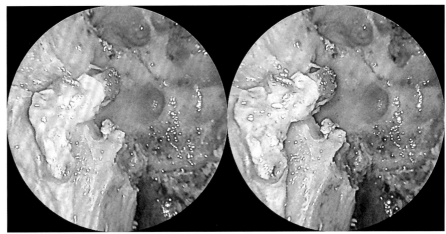

图 4-2-6　翼管（右）

将翼腭窝内容物向外侧推移，暴露翼管。

- 岩大神经（greater petrosal nerve）：也称岩浅大神经，于面神经膝神经节分出，经岩大神经裂孔穿出前行至破裂孔，包含至蝶腭神经节的副交感纤维和来自腭部的味觉纤维。
- 岩深神经（deep petrosal nerve）：是颈内动脉交感神经丛的分支。
- 翼管神经（Vidian nerve，the nerve of the pterygoid canal）：岩大神经在破裂孔附近与岩深神经汇合，通过翼管，组成翼管神经。

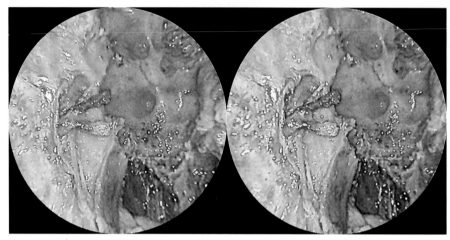

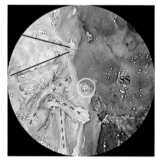

MS　maxillary sinus，上颌窦
NP　nasopharynx，鼻咽
SS　sphenoid sinus，蝶窦

图 4-2-7　蝶腭动脉（右）

充分开放翼腭窝，暴露蝶腭动脉。

- 翼管动脉（Vidian artery，artery of the pterygoid canal）：起自蝶腭动脉（来源于上颌内动脉），向后通过翼管，有时可与颈内动脉岩骨段相沟通。

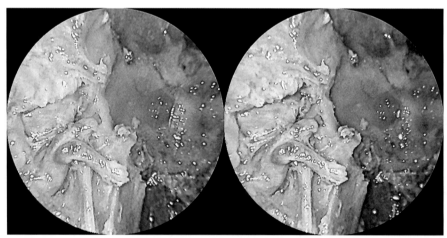

黄色虚线　上颌神经
红色虚线　蝶腭动脉
黄色圆圈　翼管
蓝色虚线　腭大神经
黑色实线　Muller 肌
SS　sphenoid sinus，蝶窦

图 4-2-8　上颌神经（右）

向翼管的上、外侧解剖，拟暴露圆孔。
圆孔连接颅中窝底和翼腭窝，位于翼管的上、外侧。圆孔内走行有三叉神经的第二支上颌神经（V2）。

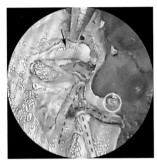

蓝色方框　上颌柱
绿色虚线　颧神经
黄色虚线　上颌神经
红色虚线　蝶腭动脉
黄色圆圈　翼管
蓝色虚线　腭大神经
黑色箭头　Muller 肌

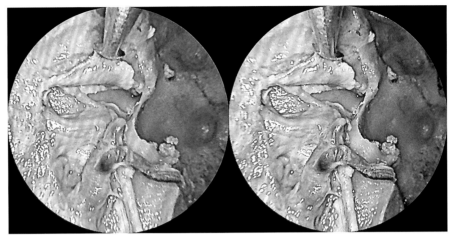

图 4-2-9　Muller 肌（右）

翻起 Muller 肌（Muller's muscle），充分暴露上颌神经、颧神经。

Muller 肌（Muller's muscle）：Muller 肌为一薄层肌肉，其覆盖整个眶下裂，并跨过上颌柱，进入眶上裂。

Müller 肌（Müller's muscle）：需与上文的 Muller 肌相区别。提上睑肌在末梢分为上下两层，上层、下层往前延续即分别为提上睑肌腱膜和 Müller 肌。所以 Müller 肌起源于上睑提上肌下表面，形成于胚胎的第 14 周，也是上睑的收缩肌，由交感神经支配。

（BATTISTA J, ZIMMER L A, JF RODRÍGUEZ-VÁZQUEZ, et al. Muller's Muscle, No Longer Vestigial in Endoscopic Surgery. World Neurosurgery, 2011, 76（3/4）: 342-346.）

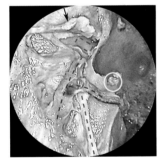

蓝色方框　上颌柱
绿色虚线　颧神经
黄色虚线　上颌神经
红色虚线　蝶腭动脉
黄色圆圈　翼管
蓝色虚线　腭大神经
黑色箭头　Muller 肌

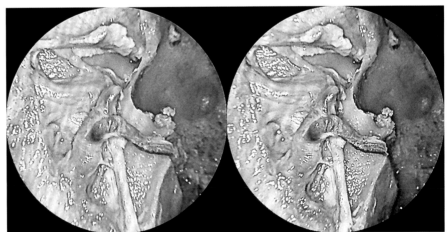

图 4-2-10　上颌神经翼腭段（右）

上颌神经是三叉神经第二支，为感觉神经。起于三叉神经半月节，自蝶骨圆孔出颅。可分为颅中窝段、翼腭窝段、眶内段、面段。颅中窝段分出脑膜中神经，翼腭窝段分出颧神经、蝶腭神经和上牙槽后神经，眶内段发出上牙槽中神经、上牙槽前神经、眶下神经，面段为上颌神经本干的延续，经眶下孔出眶。

● 颧神经（zygomatic nerve）：由翼腭凹起经眶下裂入眶，分颧面及颞面两支，穿过颧骨分布于颧弓、颧部和颞部皮肤。

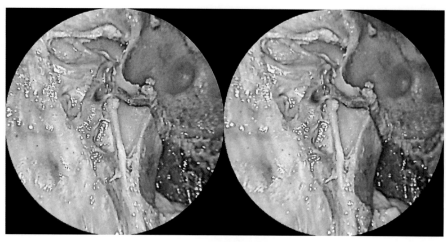

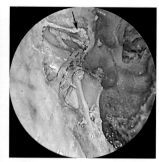

绿色虚线　颧神经
黄色虚线　上颌神经
红色虚线　蝶腭动脉
黑色箭头　Muller 肌

图 4-2-11　上颌神经翼腭段（右）

- 蝶腭神经节（sphenopalatine ganglion）：蝶腭神经节位于翼腭凹内，近蝶腭孔处，有感觉、副交感和交感三个根，自此节分出眶支、鼻支、腭支、咽支。眶支，由眶下裂入眶，分布于骨膜及泪腺。鼻支，一为鼻后上支，由蝶腭孔入鼻腔后，分布于鼻中隔、上中鼻甲黏膜、筛骨蜂窝内膜。一为鼻腭神经，沿鼻中隔向前下经切牙管出切牙孔，分布于上颌切牙、尖牙及硬腭前 1/3 的黏骨膜和腭侧牙根，于硬腭前部左右相连，并约于上颌尖牙腭侧与腭前神经相连。腭支，为腭神经，分腭前、中、后三支。经翼腭管下降至腭。腭前神经穿翼腭管出腭大孔入硬腭，向前分布于上颌前磨牙、磨牙区的黏骨膜、腭侧牙龈及腭腺，并在尖牙的腭侧黏骨膜内与鼻腭神经吻合，合成上牙槽神经丛内环。腭中、后神经穿翼腭管出腭小孔，分布于悬雍垂、扁桃体及软腭。咽支为咽神经，自蝶腭神经节起，伴咽动脉穿咽管，分布于咽的鼻部黏膜。

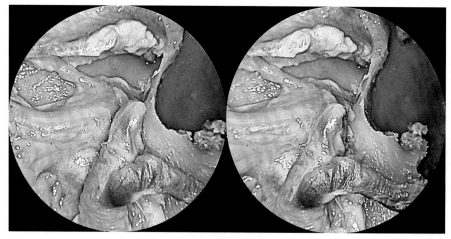

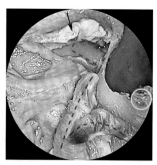

蓝色方框　上颌柱
绿色虚线　颧神经
黄色虚线　上颌神经
红色虚线　蝶腭动脉
黄色圆圈　翼管
黑色箭头　Muller 肌

图 4-2-12　颧神经（右）

- 上牙槽后神经（posterior superior alveolar nerve）：出翼腭凹至上颌结节后面发出上牙龈支，分布于上颌磨牙颊侧的黏膜及牙龈。然后经上颌牙槽孔进入上颌骨体内，沿上颌窦壁下行，分布于一侧上颌磨牙（第一磨牙颊侧近中根除外）、牙周膜、牙槽骨和上颌外壁。其在第一磨牙颊侧近中根处与上牙槽中神经相连。

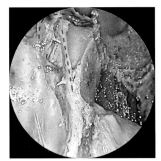

红色虚线　蝶腭动脉
蓝色虚线　腭大神经

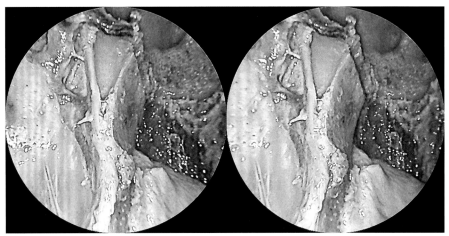

图 4-2-13　暴露翼突根部(右)

蝶骨翼突是蝶骨向下方的突起,由翼突外侧板和翼突内侧板构成。内、外侧板的前上部融合,下部分离形成翼切迹,与腭骨锥突连接。两板间窝称为翼窝。

翼突外侧板宽而薄,构成颞下窝的内侧壁,为翼外肌下头的起始处。翼突内侧板窄而长,其下端较尖并弯向外下方,形成翼钩(翼突钩),有腭帆张肌腱呈直角绕过。

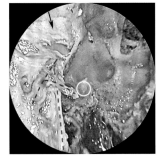

绿色虚线　颧神经
黄色虚线　上颌神经
红色虚线　蝶腭动脉
黄色圆圈　翼管
蓝色虚线　腭大神经
黑色箭头　Muller 肌

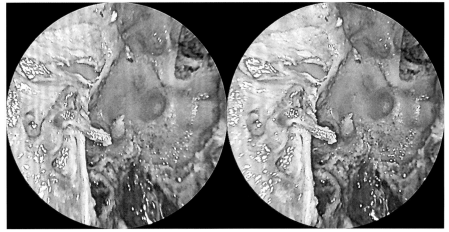

图 4-2-14　磨除翼突根部(右)

沿翼管神经向后磨除翼突根部,充分暴露咽隐窝和头长肌外侧。

- 蝶翼突裂(pterygosphenoidal fissure):为翼突和蝶骨体连接处的裂缝,翼管神经和蝶翼突裂在破裂孔处汇合,用于定位破裂孔段颈内动脉。

对鼻颅底几个著名的"柱"进行小结:视柱分隔视神经管和眶上裂;上颌柱分隔眶上裂和圆孔;下颌柱分隔破裂孔和卵圆孔。

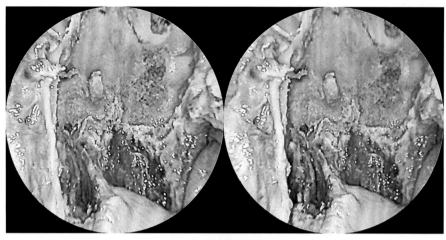

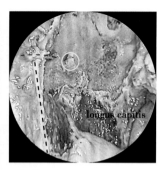

红色虚线　蝶腭动脉
黑色虚线　腭大神经
绿色虚线　翼内肌残端
蓝色虚线　鼻咽侧壁的咽上缩肌
残端
黄色圆圈　翼管
longus capitis　头长肌

图 4-2-15　鼻咽癌Ⅱ型手术（右）

鼻咽癌Ⅱ型手术范围，在冠状位上：外侧界至斜坡段颈内动脉、破裂孔段颈内动脉、翼外板。

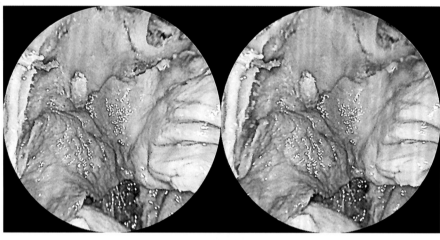

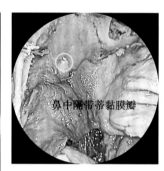

黄色圆圈　翼管
红色虚线　蝶腭动脉

图 4-2-16　鼻咽部修复（右）

鼻咽癌Ⅱ型手术范围，在冠状位上：外侧界至斜坡段颈内动脉、破裂孔段颈内动脉、翼外板。

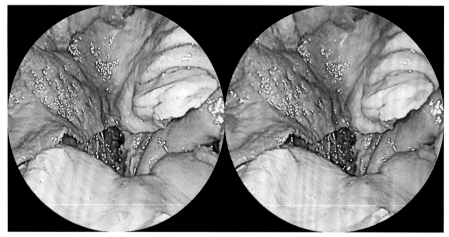

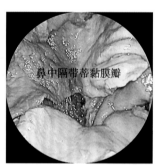

图 4-2-17　鼻咽部修复（右）

鼻中隔黏膜瓣尽量覆盖手术创面。如果无法全部覆盖，优先覆盖颈内动脉裸露区域。

第五章

内镜下鼻咽癌Ⅲ型手术
Types Ⅲ Transnasal Endoscopic Nasopharyngectomy

第一节　内镜下鼻咽癌Ⅲ型手术范围

【切除范围】

鼻咽癌Ⅲ型手术，上方至蝶骨平台水平；下方至硬腭平面；后至头长肌；向前至鼻腔和筛窦。外侧界包括眼眶及眶上裂，海绵窦、脑神经、岩斜区外侧、颞下窝和颅中窝底（硬膜外），向后外至颞下颌关节。

【适应证】

用于向外侧侵犯至颅中窝底的复发性鼻咽癌，手术切除的范围在Ⅱ型手术的基础上需向咽旁段颈内动脉的外侧继续扩大，包括暴露三叉神经第三支（下颌神经）及其各主要分支，暴露脑膜中动脉和蝶骨棘。

【手术步骤】

1. 经鼻双（或单）鼻孔径路，开放患侧上颌窦、筛窦，开放双侧蝶窦，去除蝶窦间隔，去除鼻中隔后端，磨除蝶窦底，将蝶窦与鼻咽部轮廓化。

2. 扩大上颌窦口，去除腭骨垂直板，阻断腭降动脉，去除上颌窦后壁骨质，暴露翼突根部，暴露并切断腭鞘动脉，将翼腭窝组织外移，暴露翼内板和翼管神经，暴露翼管外上方的圆孔和上颌神经。

3. 改良 Caldwell-Luc 手术完成后，经同侧上颌窦前壁进入颞下窝和颅中窝底。沿翼管神经向后磨除并暴露破裂孔段颈内动脉，定位斜坡段颈内动脉和海绵窦前壁；磨除翼突根部暴露翼内肌和腭帆张肌，切除咽上缩肌，暴露腭帆提肌和咽鼓管软骨段，在腭帆张肌与咽上缩肌围成的上咽旁间隙内侧部分向后切除，阻断咽升动脉，向后至茎突后咽旁间隙，术中使用导航和超声多普勒定位咽旁段颈内动脉，切除咽鼓管软骨段和病变。阻断颌内动脉，将翼外肌从翼外板上剥离，沿翼外板向上定位蝶骨大翼下缘，磨除翼外板，向后暴露卵圆孔和下颌神经主干，翼静脉丛的出血采用可吸收性止血纱布填塞止血，定位翼外肌后内侧的舌神经和下牙槽神经，向后暴露脑膜中动脉和蝶骨棘。

4. 获取足够安全边缘，完整切除肿瘤及周围可疑组织。上方至蝶骨平台水平；下方至硬腭平面；健侧界至咽鼓管圆枕与斜坡段颈内动脉所在矢状面；外侧界上至海绵窦外侧壁，外侧界中至破裂孔段和岩骨段颈内动脉，外侧界下至咽旁段颈内动脉外侧方区域、颞肌内侧方，腮腺深叶、颞下颌关节；后至颈椎；向前至鼻腔和筛窦。

【颅底重建】

鼻咽癌Ⅲ型手术鼻咽颅底重建的重点是保护裸露的颈内动脉。为了防止因广泛颅底骨质重要器官的裸露而导致的创面感染等并发症，特别是迟发性颈内动脉大出血，术后需同时行一期颅底重建，首选带蒂的鼻中隔黏膜瓣，若病变没有累及同侧的鼻中隔黏膜瓣及蝶腭动脉的鼻后中隔动脉，可选择同侧的鼻中隔黏膜瓣，否则的话需要选择对侧的鼻中隔黏膜瓣；鼻咽癌患者放疗后往往会对鼻中隔黏膜瓣的血供造成影响，术中需要切除蝶腭动脉除鼻后中隔动脉外的其他分支；若双侧鼻中隔黏膜瓣不可用，则需要使用颞肌筋膜瓣，经颞下窝转入鼻咽部进行鼻咽颅底区的重建。

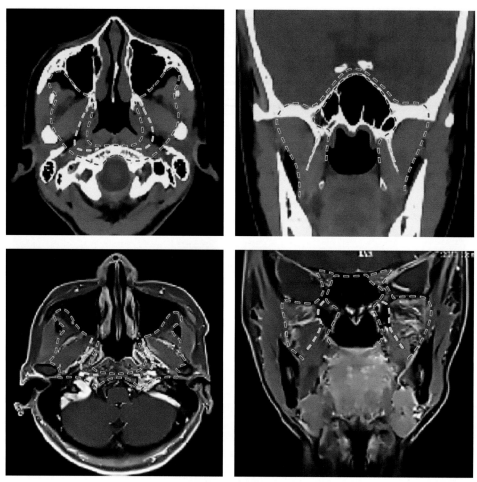

图 5-1-1　影像学显示鼻咽癌Ⅰ～Ⅲ型手术切除范围

红色虚线为鼻咽癌Ⅰ型手术切除范围,绿色虚线为鼻咽癌Ⅱ型手术切除范围,蓝色虚线为鼻咽癌Ⅲ型手术切除范围。

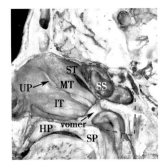

HP　hard palate, 硬腭
IT　inferior turbinate, 下鼻甲
MT　middle turbinate, 中鼻甲
SP　soft palate, 软腭
SS　sphenoid sinus, 蝶窦
ST　superior turbinate, 上鼻甲
UP　uncinate process, 钩突
vomer　犁骨

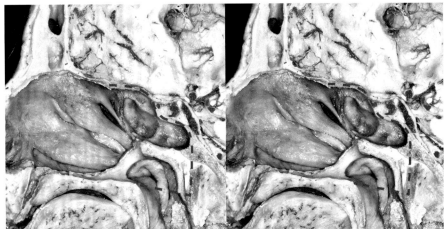

图 5-1-2　鼻咽癌 Ⅲ 型手术范围(矢状位)

红色虚线为鼻咽癌 Ⅲ 型手术切除范围:上方至蝶骨平台水平;下方至硬腭平面;后至颈椎;向前至鼻腔和筛窦。

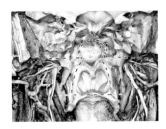

红色虚线　鼻咽癌 Ⅰ 型手术切除范围
绿色虚线　鼻咽癌 Ⅱ 型手术切除范围
蓝色虚线　鼻咽癌 Ⅲ 型手术切除范围

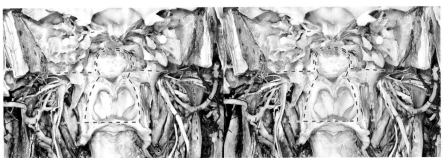

图 5-1-3　鼻咽癌 Ⅲ 型手术(冠状位)

蓝色虚线为鼻咽癌 Ⅲ 型手术切除范围:外侧界至斜坡段颈内动脉、破裂孔段颈内动脉、翼外板。

第二节　内镜下鼻咽癌Ⅲ型手术分步解剖操作

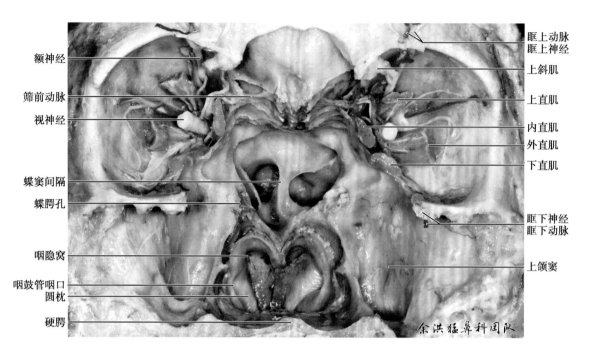

额神经

筛前动脉

视神经

蝶窦间隔

蝶腭孔

咽隐窝

咽鼓管咽口
圆枕

硬腭

眶上动脉
眶上神经

上斜肌

上直肌

内直肌

外直肌

下直肌

眶下神经
眶下动脉

上颌窦

余洪猛鼻科团队

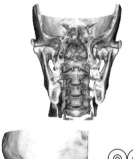

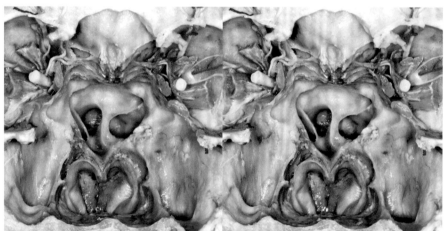

图 5-1-4　上颌窦后外壁

平面图

体位｜3D 图

冠状位切开标本,直视下可见鼻咽部、上颌窦后壁、蝶窦、前颅底、眼眶。去除标本眼球,保留眶内视神经、眼动脉及其分支、部分眼肌,作为鼻咽颅底解剖毗邻标志。上颌窦有 5 个壁:

- 前壁:中央处骨质最薄,略凹陷,称为尖牙窝。在尖牙窝的上方、眶下缘之下有一骨孔,称眶下孔,内有眶下神经和血管通过。

- 后外壁:与翼腭窝及颞下窝毗邻。

- 内壁:鼻腔外侧壁下部分,内上方邻接后组筛窦,上颌窦自然开口位于内侧壁前上方。

- 上壁:即眼眶底壁,骨壁薄,有从后向前走行的眶下管,内有眶下神经、血管。如眶下管下缘骨质缺损,眶下神经、血管直接暴露于上颌窦黏膜下。

- 底壁:上颌骨牙槽突,为上颌窦各骨壁中骨质最厚者。

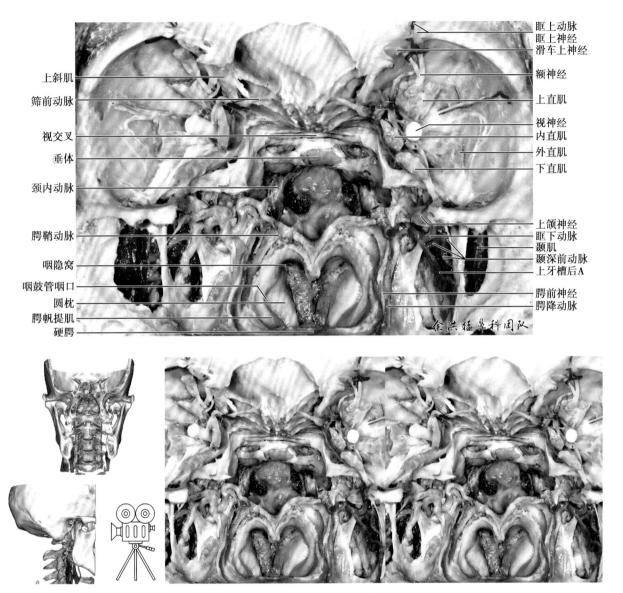

图 5-1-5　去除上颌窦后外壁

平面图

体位 | 3D 图

打开上颌窦后壁，暴露翼腭窝和颞下窝，去除其内脂肪组织，可见上颌动脉及其分支。

上颌动脉分为三段：第一段又称下颌段，横行于下颌骨髁突颈部深面；第二段又称翼肌段，位于翼外肌浅面或在深面；第三段位于翼腭窝内，又称翼腭窝段。

上颌动脉翼腭窝段分出四个主要分支：①上牙槽后动脉，穿过上颌骨壁，分布于后上颌牙和上颌窦等；②腭降动脉，经翼腭管下行分为腭大、腭小动脉，分别穿腭大孔、腭小孔，分布于腭、牙龈和腭扁桃体；③蝶腭动脉，经蝶腭孔至鼻腔，分为鼻后外侧动脉和鼻后中隔动脉，后者除分布于鼻中隔以外，还分支前下行经切牙管至腭；④眶下动脉，由眶下裂入眶，经眶下沟、眶下管、眶下孔至面部。

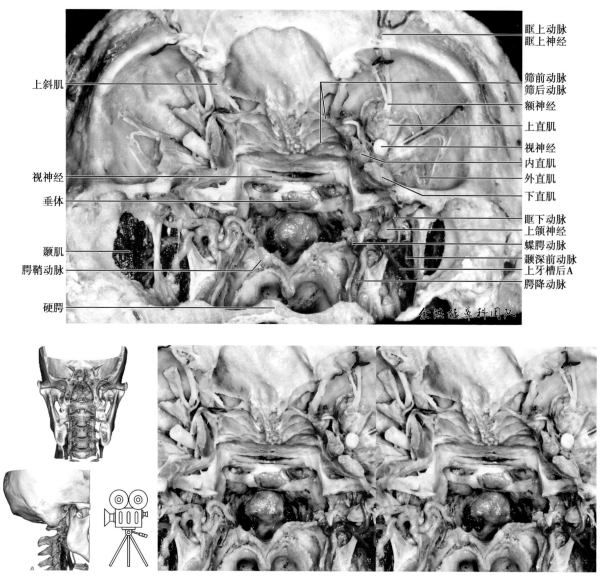

图 5-1-6　可见前颅底 (仰视观)

眶上动脉
眶上神经

筛前动脉
筛后动脉
额神经
上直肌
视神经
内直肌
外直肌
下直肌
眶下动脉
上颌神经
蝶腭动脉
颞深前动脉
上牙槽后 A
腭降动脉

上斜肌

视神经
垂体

颞肌
腭鞘动脉

硬腭

平面图
体位 | 3D 图

- 筛前动脉 (anterior ethmoid artery): 是眼动脉的一个分支, 从上斜肌和内直肌之间经过, 穿过筛前孔进入筛骨前部。筛前动脉穿越筛骨前部的位置在筛顶水平或者低于筛顶不超过 5mm, 形成一黏膜皱褶或者走行在一薄骨管内。筛前动脉多数自后外向前内斜行穿越筛顶, 最容易找到筛前动脉的位置为筛泡上气房 (85%), 额窦开口的后方到筛前动脉的平均距离为 11mm (范围 6~15mm)。筛前动脉在筛板的外侧板或者外侧板与额骨交界处穿过进入颅前窝, 然后在颅内前行, 在外侧板形成一凹槽——筛前动脉沟, 最后穿过筛板进入鼻腔, 筛前动脉沟的长度为 3~16mm。筛前动脉有许多鼻腔分支供应鼻中隔和中鼻甲的前上部, 还发出大脑镰前动脉进入颅内。

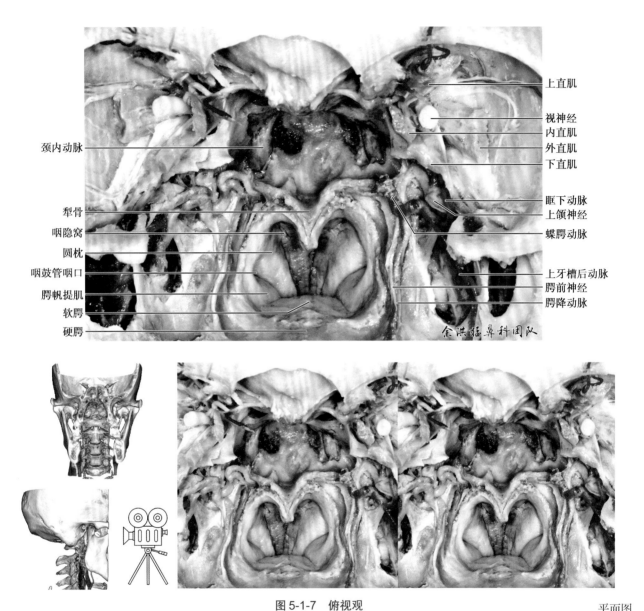

图 5-1-7　俯视观

- 筛后动脉（posterior ethmoid artery）：其穿过筛后管进入颅前窝底并分为内侧支和外侧支，分别供应鼻中隔后上部和鼻腔外侧壁。筛后动脉常横行于筛顶，位于蝶窦前壁最上缘的前方。由于筛后动脉几乎从不低于颅底平面，因此术中不易受到损伤。在 25%～50% 的病例中，筛后动脉的骨管在冠状位 CT 能够显现。筛后动脉在单侧或双侧缺如的比例分别是 14% 和 2%，在多达 45% 的个体中可能会有多支分布。
- 硬腭（hard palate）：是由上颌骨的腭突和腭骨的水平板组成。
- 软腭（soft palate）：位于口腔上壁的后 1/3，主要由肌、肌腱和黏膜构成，附着于硬腭后缘，向后下方延伸，为腭的能活动部分。

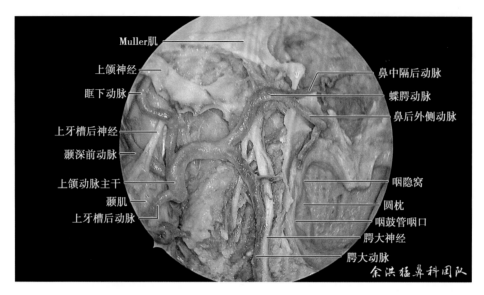

Muller肌

上颌神经
眶下动脉

上牙槽后神经
颞深前动脉
上颌动脉主干
颞肌
上牙槽后动脉

鼻中隔后动脉
蝶腭动脉
鼻后外侧动脉

咽隐窝
圆枕
咽鼓管咽口
腭大神经
腭大动脉

余洪猛鼻科团队

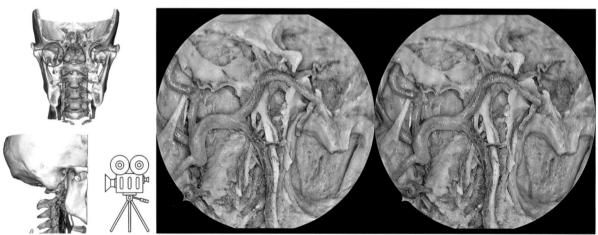

图 5-1-8 翼腭窝颞下窝（保留颞肌、翼内肌、翼外肌）

去除上颌窦后壁，暴露翼腭窝和颞下窝。翼腭窝为经鼻内镜至旁中线颅底必经之处，了解该区各结构的解剖形态及毗邻关系，对于指导鼻咽癌手术的实施、提高手术安全性、减少术后并发症具有重要意义。

平面图

体位 3D 图

● 翼腭窝：翼腭窝是上颌骨体后面与翼突间的狭窄间隙，是许多血管、神经的通路。翼腭窝向上经眶下裂与眼眶相通，向后外经圆孔通颅中窝，向内经蝶腭孔与鼻腔相通，向外经翼上颌裂与颞下窝相通，向下经翼腭管、腭大孔、腭小孔与口腔相通，向下后经腭鞘管与咽部相通，向后经翼管与破裂孔相通。翼腭窝的内容物分为血管层、神经层和其间的脂肪组织筋膜垫。其重要结构有上颌神经、翼管神经、蝶腭神经节以及上颌动脉。

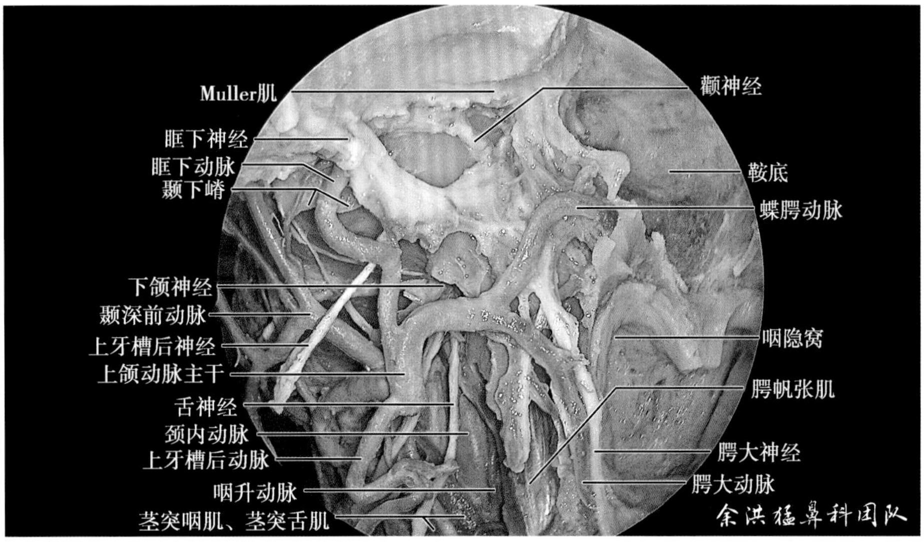
Muller肌
眶下神经
眶下动脉
颞下嵴
下颌神经
颞深前动脉
上牙槽后神经
上颌动脉主干
舌神经
颈内动脉
上牙槽后动脉
咽升动脉
茎突咽肌、茎突舌肌
颧神经
鞍底
蝶腭动脉
咽隐窝
腭帆张肌
腭大神经
腭大动脉
余洪猛鼻科团队

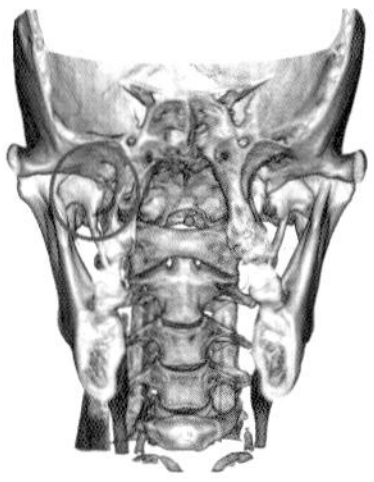

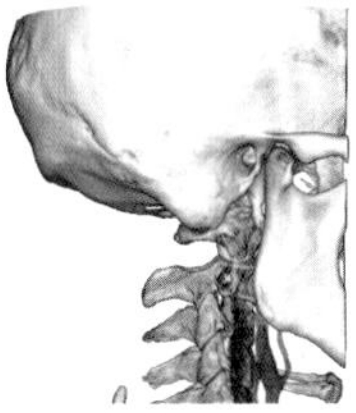

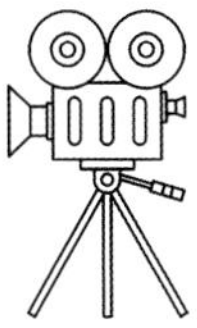

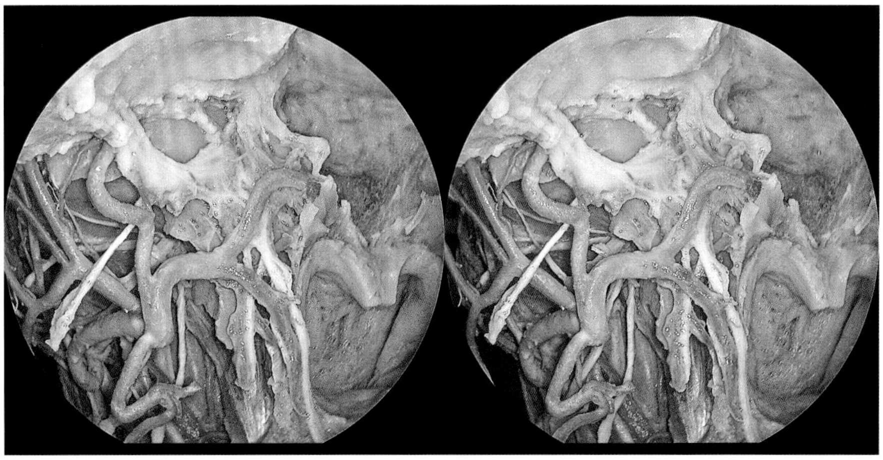

图 5-1-9　翼腭窝颞下窝（去除颞肌、翼内肌、翼外肌）

平面图
体位 | 3D图

去除翼内肌、翼外肌和颞肌，暴露翼腭窝和颞下窝的血管和神经。

上颌神经离开圆孔进入翼腭窝的上部，贴上颌窦后外侧向上外侧经眶下裂入眶；蝶腭神经节位于上颌神经下内侧，神经节通常以 2～3 个细支连于上颌神经。上牙槽后神经起于上颌神经，贴上颌窦外侧壁向外向下行走，至上颌结节处分数支分布于骨膜后入骨。上颌动脉于下颌颈处发自颈外动脉，经下颌颈与蝶下颌韧带之间进入颞下窝，向前内经翼外肌两头之间进入翼腭窝。上牙槽后动脉在翼上颌裂处起于上颌动脉，沿上颌骨体的后面下降。眶下动脉在翼腭窝内起于上颌动脉，经眶下裂伴眶下神经入眶。上颌动脉向内侧走行分为两个终末支，即腭降动脉和蝶腭动脉。在翼腭窝内侧，相当于蝶腭孔处可以找出蝶腭动脉与蝶腭神经，在其后外侧可发现穿行于翼管并向外走行的翼管神经和翼管动脉。

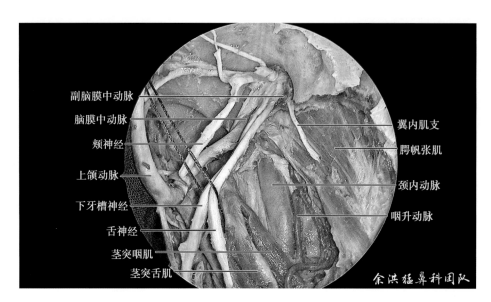

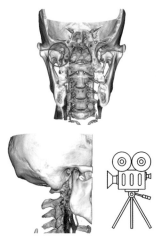

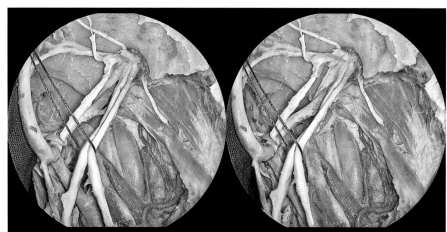

图 5-1-10　外移下颌神经，显露深部的颈内动脉（右）

平面图

体位｜3D 图

- 颞下窝：位于下颌骨升支内侧、咽缩肌上方和翼外板外侧。因此翼外板可以看作是翼腭窝和颞下窝的分界。颞下窝前壁为上颌骨的后外侧面，顶壁为蝶骨大翼，两者之间为眶下裂。后界是颈动脉鞘和颞骨茎突。颞下窝包含咽旁和咀嚼肌，上颌动脉及其分支，翼静脉丛和上颌静脉，下颌神经及其分支。

- 卵圆孔：位于翼突外侧板的后方、颈内动脉颅底外口的前方。

- 下颌神经：下颌神经是混合性神经，其由特殊内脏运动纤维和一般躯体感觉纤维组成，穿卵圆孔出颅，发出耳颞神经、颊神经、舌神经、下牙槽神经及咀嚼肌神经，其运动纤维支配咀嚼肌等；感觉纤维管理颞部、口裂以下的皮肤、舌前 2/3 黏膜及下颌牙和牙龈的一般感觉。

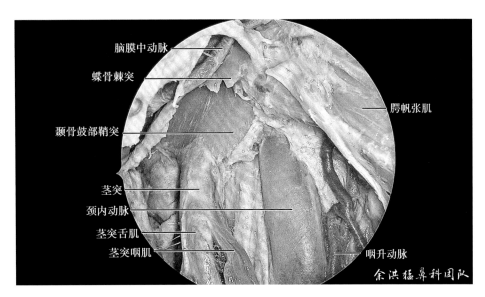

脑膜中动脉
蝶骨棘突
颞骨鼓部鞘突
腭帆张肌
茎突
颈内动脉
茎突舌肌
茎突咽肌
咽升动脉

余洪猛鼻科团队

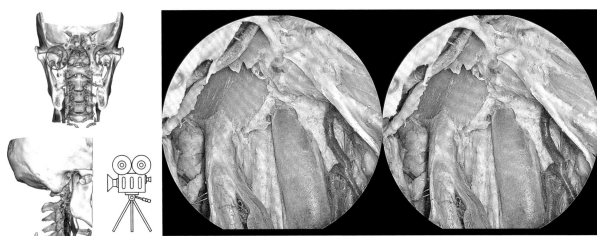

图 5-1-11 近观颈内动脉颅外口（右）

平面图

体位 | 3D 图

● 咽旁段颈内动脉：起于颈总动脉分叉水平，终止于颈动脉管颅外口。这段颈内动脉同位于其外侧的颈内静脉和后外侧的迷走神经共同位于颈动脉鞘内。

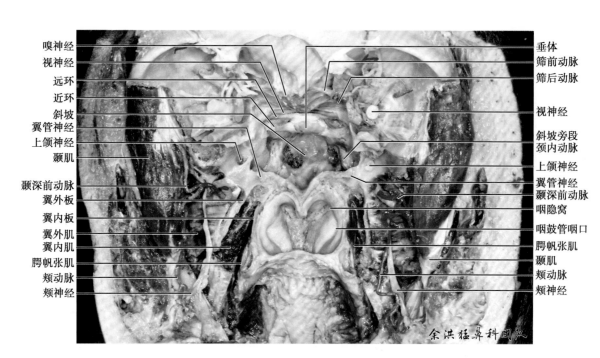

嗅神经
视神经
远环
近环
斜坡
翼管神经
上颌神经
颞肌

颞深前动脉
翼外板
翼内板
翼外肌
翼内肌
腭帆张肌
颊动脉
颊神经

垂体
筛前动脉
筛后动脉

视神经

斜坡旁段
颈内动脉
上颌神经
翼管神经
颞深前动脉
咽隐窝

咽鼓管咽口
腭帆张肌
颞肌
颊动脉
颊神经

余洪猛鼻科团队

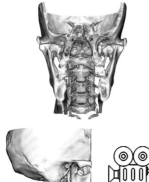

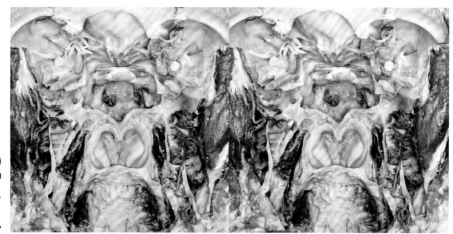

图 5-1-12　充分暴露颞窝和颞下窝

在该断面上，鼻腔后部正中线上为犁骨，两侧为翼突内侧板，腭骨垂直板和翼突外侧板。翼突前方与上颌窦之间的腔隙，为翼腭窝，内有血管和神经。在颞肌和翼外肌之间有上颌动脉、静脉及下颌神经的分支。

平面图
体位 | 3D 图

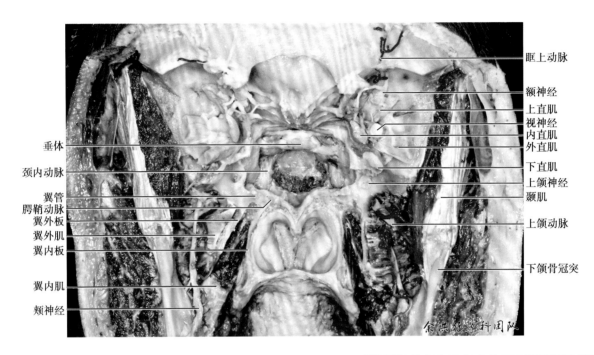

垂体
颈内动脉
翼管
腭鞘动脉
翼外板
翼外肌
翼内板
翼内肌
颊神经

眶上动脉
额神经
上直肌
视神经
内直肌
外直肌
下直肌
上颌神经
颞肌
上颌动脉
下颌骨冠突

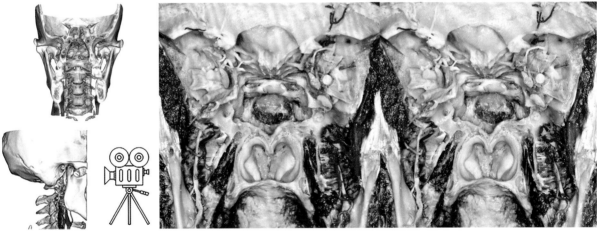

图 5-1-13　翼腭窝和颞下窝（去除部分颞肌，暴露下颌骨冠突）

平面图

体位 | 3D 图

- 翼外肌（lateral pterygoid muscle）：其包含上、下两头——上头起自蝶骨大翼的颞下面和颞下嵴，下头起自翼突外侧板的外侧面。上、下两头发出的肌纤维融合，向后外侧呈水平走行，附着于下颌骨髁突颈部的关节翼肌窝、关节囊和关节盘。两侧翼外肌同时收缩，使下颌骨向前，并参与张口。

- 翼内肌（internal pterygoid muscle）：位于颞下窝的下内侧部，有深、浅两头——深头起自翼外板的内侧面和腭骨锥突；浅头起自腭骨锥突和上颌结节，肌纤维斜向外下，止于下颌支内侧面的翼肌粗隆。咬肌、颞肌和翼内肌收缩能上提下颌骨，起闭口作用。

- 颊神经（buccal nerve）：由下颌神经前干发出，穿过翼外肌上下头之间，分布于颊部皮肤和颊黏膜。此图显示左侧颊神经位于上颌动脉内侧，右侧颊神经位于上颌动脉外侧。

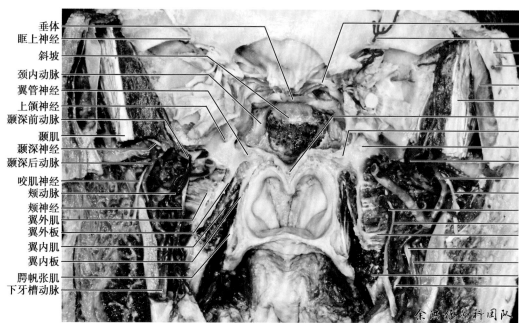

垂体
眶上神经
斜坡
颈内动脉
翼管神经
上颌神经
颞深前动脉
颞肌
颞深神经
颞深后动脉
咬肌神经
颊动脉
颊神经
翼外肌
翼外板
翼内肌
翼内板
腭帆张肌
下牙槽动脉

筛前动脉
眶上动脉
面神经额支
颞深筋膜浅层
颞深筋膜深层
颞肌
犁骨
翼管神经
上颌神经
颞深前动脉
颞深后动脉
咬肌神经
颊动脉
颊神经
翼外肌
下牙槽神经
下牙槽动脉
翼内肌
舌神经

余兴恩鼻科团队

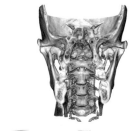
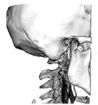

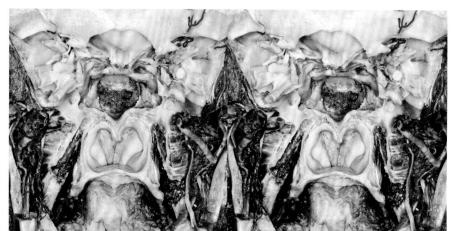

图 5-1-14　翼腭窝、颞下窝区域（去除下颌骨冠突和大部分颞肌）

平面图

体位｜3D 图

- 圆孔（foramen rotundum）：圆孔连接颅中窝底和翼腭窝，内有上颌神经、圆孔动脉穿行。在冠状位 CT 上，于翼外板和颅中窝底的交界处可以找到圆孔。

- 翼管（Vidian canal）：翼管连接翼腭窝和破裂孔，内有翼管动脉、翼管神经穿行；分为前口和后口。前口位于翼腭窝后内侧壁，后端开口于破裂孔前外侧缘上方，紧靠颈内动脉岩段前膝部。在冠状位 CT 上，于翼内板和蝶窦底的交界处可以找到翼管。

- 腭鞘管（palatovaginal canal，PVC）/ 咽管（pharyngeal canal）：传统观点认为由腭骨蝶突与蝶骨鞘突围成。近年来也有人认为，腭鞘管由蝶窦底壁与腭骨蝶突围成，并没有蝶骨鞘突的参与，因此，其更合适的命名应该为"蝶腭管"。

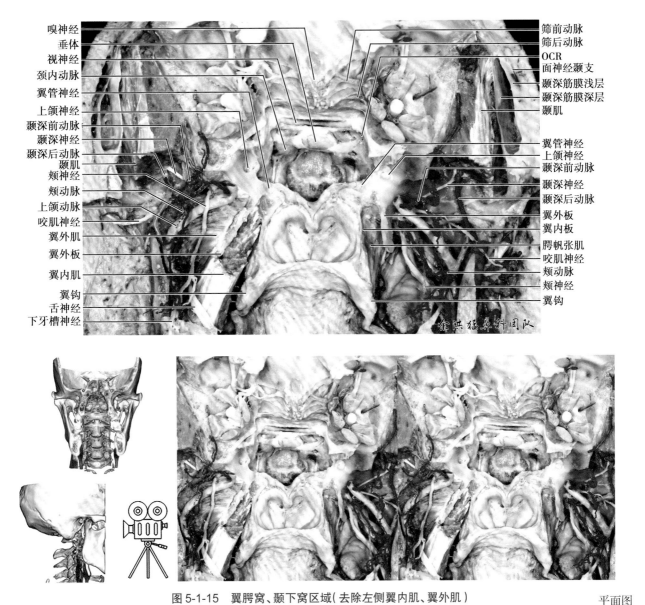

左侧标注（自上而下）：嗅神经、垂体、视神经、颈内动脉、翼管神经、上颌神经、颞深前动脉、颞深神经、颞深后动脉、颞肌、颊神经、颊动脉、上颌动脉、咬肌神经、翼外肌、翼外板、翼内肌、翼钩、舌神经、下牙槽神经

右侧标注（自上而下）：筛前动脉、筛后动脉、OCR、面神经颞支、颞深筋膜浅层、颞深筋膜深层、颞肌、翼管神经、上颌神经、颞深前动脉、颞深神经、颞深后动脉、翼外板、翼内板、腭帆张肌、咬肌神经、颊动脉、颊神经、翼钩

鑫兴猛鼻科团队

图 5-1-15　翼腭窝、颞下窝区域（去除左侧翼内肌、翼外肌）

平面图

体位｜3D 图

- 后沟（posterior groove）：腭鞘管在鼻咽顶壁的开口往后延续为一条沟。
- 犁鞘管（vomerovaginal canal，VVC）：由犁骨翼与蝶骨鞘突围成，该结构经常与翼管、腭鞘管混淆。

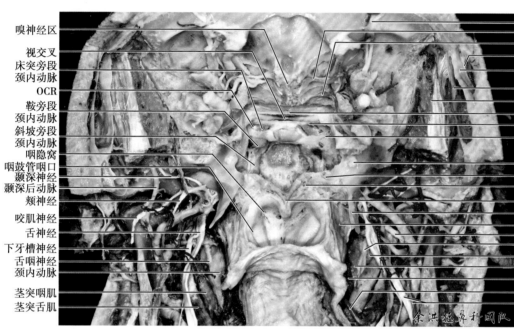

嗅神经区　　　　　　　　　　　　　　　　　　　眶上动脉
　　　　　　　　　　　　　　　　　　　　　　　筛前动脉
视交叉　　　　　　　　　　　　　　　　　　　　筛后动脉
床突旁段　　　　　　　　　　　　　　　　　　　面神经颞支
颈内动脉　　　　　　　　　　　　　　　　　　　颞深筋膜浅层
OCR　　　　　　　　　　　　　　　　　　　　颞深筋膜深层
鞍旁段　　　　　　　　　　　　　　　　　　　　颞肌
颈内动脉　　　　　　　　　　　　　　　　　　　蝶骨平台
斜坡旁段　　　　　　　　　　　　　　　　　　　远环
颈内动脉　　　　　　　　　　　　　　　　　　　近环
咽隐窝
咽鼓管咽口　　　　　　　　　　　　　　　　　　上颌神经
颞深神经　　　　　　　　　　　　　　　　　　　翼管神经
颞深后动脉　　　　　　　　　　　　　　　　　　腭鞘动脉
颊神经　　　　　　　　　　　　　　　　　　　　犁骨
　　　　　　　　　　　　　　　　　　　　　　　翼外板
咬肌神经　　　　　　　　　　　　　　　　　　　腭帆张肌
舌神经　　　　　　　　　　　　　　　　　　　　耳颞神经
下牙槽神经　　　　　　　　　　　　　　　　　　舌咽神经
舌咽神经　　　　　　　　　　　　　　　　　　　颈内静脉
颈内动脉　　　　　　　　　　　　　　　　　　　颈内动脉
　　　　　　　　　　　　　　　　　　　　　　　咽升动脉
茎突咽肌　　　　　　　　　　　　　　　　　　　腭升动脉
茎突舌肌　　　　　　　　　　　　　　　　　　　下牙槽神经
　　　　　　　　　　　　　　　　　　　　　　　下牙槽动脉

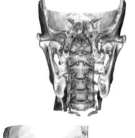

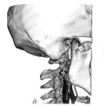

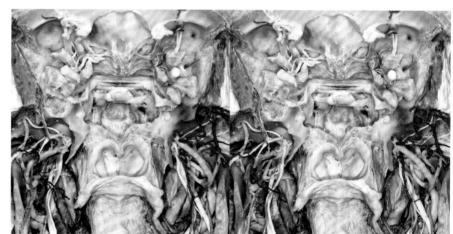

图 5-1-16　翼腭窝、颞下窝区域(去除双侧翼内肌、翼外肌)

平面图
————
体位 | 3D 图

● 颞下窝(infratemporal fossa): 位于颧弓平面以下, 上颌骨体和颧骨后方的不规则间隙, 主要容纳咀嚼肌。窝的内侧壁为翼突外侧板, 外侧壁为下颌支, 该窝向前经眶下裂通眶, 向内经翼上颌裂通翼腭窝。

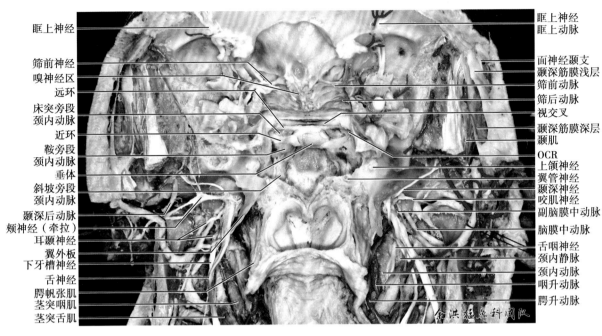

眶上神经
筛前神经
嗅神经区
远环
床突旁段
颈内动脉
近环
鞍旁段
颈内动脉
垂体
斜坡旁段
颈内动脉
颞深后动脉
颊神经（牵拉）
耳颞神经
翼外板
下牙槽神经
舌神经
腭帆张肌
茎突咽肌
茎突舌肌

眶上神经
眶上动脉
面神经颞支
颞深筋膜浅层
筛前动脉
筛后动脉
视交叉
颞深筋膜深层
颞肌
OCR
上颌神经
翼管神经
颞深神经
咬肌神经
副脑膜中动脉
脑膜中动脉
舌咽神经
颈内静脉
颈内动脉
咽升动脉
腭升动脉

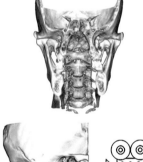

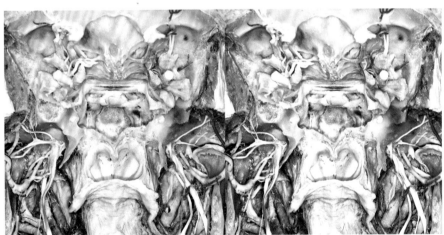

图 5-1-17　翼腭窝、颞下窝区域（外移上颌动脉）

平面图

体位　3D 图

牵拉颊神经、颞深筋膜深层。

- 腭帆张肌（tensor veli palatini）：为一薄三角肌片，起自蝶骨棘、翼突根部、翼窝、咽鼓管软骨部，纤维向下集聚成小腱，绕翼突钩略呈直角，折向正中线编入腭腱膜，此肌收缩使腭帆紧张，牵引咽鼓管向外下方，从而扩大咽鼓管。

- 腭帆提肌（levator veli palatini）：在腭帆张肌的后内侧，起于咽鼓管软骨部下面及邻近的颞骨岩部下面，其肌纤维向下并斜向前内方，止于腭腱膜，作用为上提腭帆。

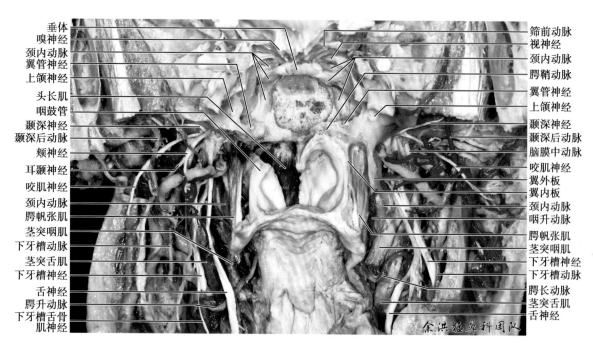

垂体
嗅神经
颈内动脉
翼管神经
上颌神经
头长肌
咽鼓管
颞深神经
颞深后动脉
颊神经
耳颞神经
咬肌神经
颈内动脉
腭帆张肌
茎突咽肌
下牙槽动脉
茎突舌肌
下牙槽神经
舌神经
腭升动脉
下牙槽舌骨肌神经

筛前动脉
视神经
颈内动脉
腭鞘动脉
翼管神经
上颌神经
颞深神经
颞深后动脉
脑膜中动脉
咬肌神经
翼外板
翼内板
颈内动脉
咽升动脉
腭帆张肌
茎突咽肌
下牙槽神经
下牙槽动脉
腭长动脉
茎突舌肌
舌神经

余洪猛鼻科团队

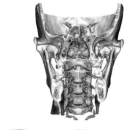

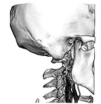

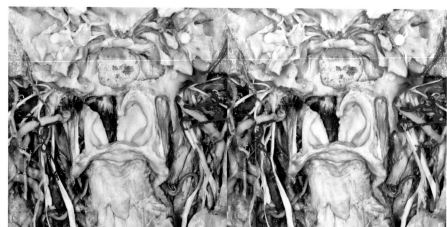

图 5-1-18　鼻咽部及其周围结构
去除鼻咽部黏膜，显露腭帆张肌、腭帆提肌和咽鼓管。

平面图

体位 | 3D 图

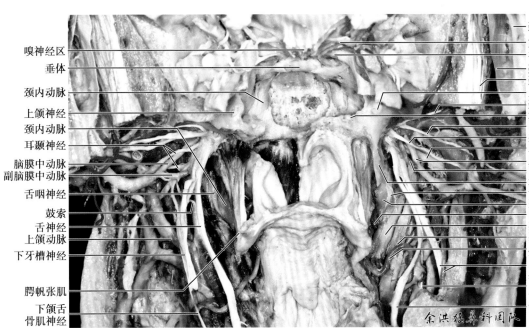

嗅神经区
垂体
颈内动脉
上颌神经
颈内动脉
耳颞神经
脑膜中动脉
副脑膜中动脉
舌咽神经
鼓索
舌神经
上颌动脉
下牙槽神经
腭帆张肌
下颌舌
骨肌神经

颞深筋膜浅层
筛前动脉
视神经
颞深筋膜深层
颞肌
上颌神经
颞深神经
翼管神经
咬肌神经
颊神经（牵拉）
耳颞神经
脑膜中动脉
副脑膜中动脉
翼外板
舌咽神经
颈内动脉
咽升动脉
茎突咽肌
茎突舌肌
腭升动脉
下牙槽神经
及下牙槽动脉
下颌舌
骨肌神经
舌神经

余洪猛鼻科团队

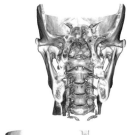
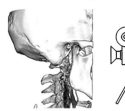
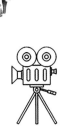
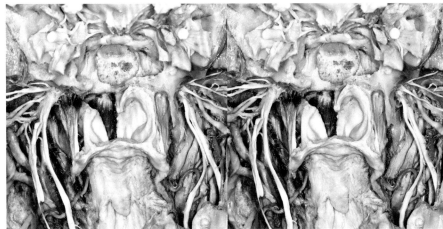

图 5-1-19　鼻咽部（外移上颌动脉）
外移上颌动脉进一步观察腭帆张肌及其周围结构。

平面图

体位 | 3D 图

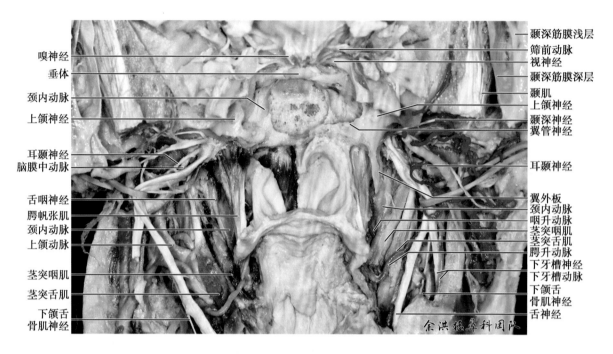

嗅神经
垂体
颈内动脉
上颌神经

耳颞神经
脑膜中动脉

舌咽神经
腭帆张肌
颈内动脉
上颌动脉

茎突咽肌

茎突舌肌

下颌舌
骨肌神经

颞深筋膜浅层
筛前动脉
视神经
颞深筋膜深层
颞肌
上颌神经
颞深神经
翼管神经

耳颞神经

翼外板
颈内动脉
咽升动脉
茎突咽肌
茎突舌肌
腭升动脉
下牙槽神经
下牙槽动脉
下颌舌
骨肌神经
舌神经

余洪猛鼻科团队

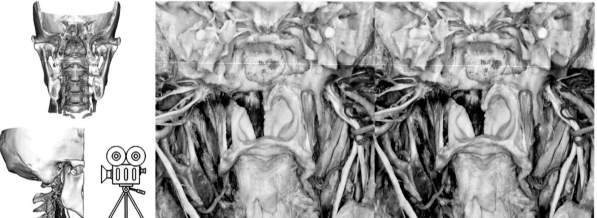

图 5-1-20　鼻咽部（外移下颌神经）
外移下颌神经，进一步观察腭帆张肌及其周围结构。

平面图

体位 | 3D 图

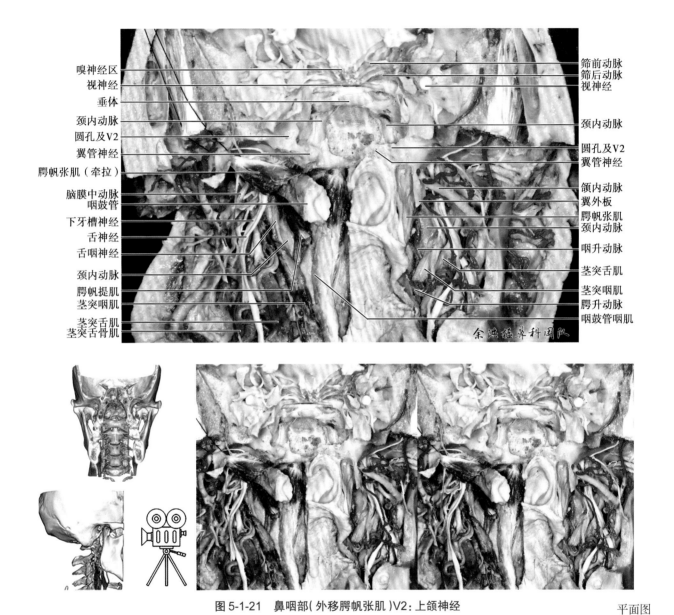

左侧标注（从上到下）：
嗅神经区
视神经
垂体
颈内动脉
圆孔及V2
翼管神经
腭帆张肌（牵拉）
脑膜中动脉
咽鼓管
下牙槽神经
舌神经
舌咽神经
颈内动脉
腭帆提肌
茎突咽肌
茎突舌肌
茎突舌骨肌

右侧标注（从上到下）：
筛前动脉
筛后动脉
视神经
颈内动脉
圆孔及V2
翼管神经
颌内动脉
翼外板
腭帆张肌
颈内动脉
咽升动脉
茎突舌肌
茎突咽肌
腭升动脉
咽鼓管咽肌

余洪猛鼻科团队

图 5-1-21　鼻咽部（外移腭帆张肌）V2：上颌神经

下颌神经分支包括：①脑膜支（棘孔神经），分布于硬脑膜；②翼内肌神经，分布于翼内肌；③颞深神经，分布于颞肌；④咬肌神经，分布于咬肌；⑤翼外肌神经，分布于翼外肌上下头；⑥颊神经（颊长神经），分布于下颌后牙颊侧牙龈及颊部黏膜皮肤；⑦耳颞神经，主要分布于颞下颌关节、外耳道、腮腺、颞区皮肤等；⑧舌神经，主要分布于下颌舌侧牙龈、舌前 2/3 及口底黏膜、舌下腺等；⑨下牙槽神经，主要分布于下颌牙及牙龈、下颌舌骨肌、二腹肌前腹等。

平面图

体位　3D 图

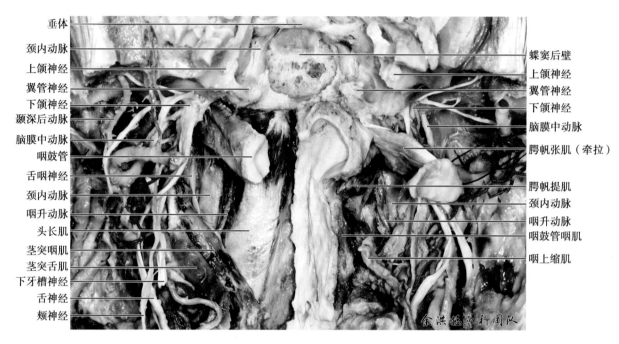

垂体
颈内动脉
上颌神经
翼管神经
下颌神经
颞深后动脉
脑膜中动脉
咽鼓管
舌咽神经
颈内动脉
咽升动脉
头长肌
茎突咽肌
茎突舌肌
下牙槽神经
舌神经
颊神经

蝶窦后壁
上颌神经
翼管神经
下颌神经
脑膜中动脉
腭帆张肌（牵拉）
腭帆提肌
颈内动脉
咽升动脉
咽鼓管咽肌
咽上缩肌

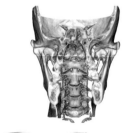

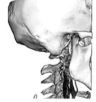

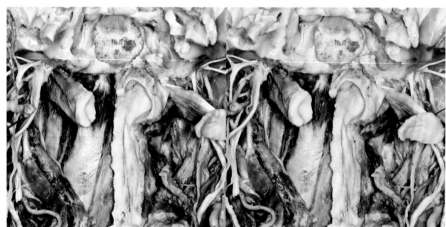

图 5-1-22　咽鼓管

平面图

体位 ｜3D 图

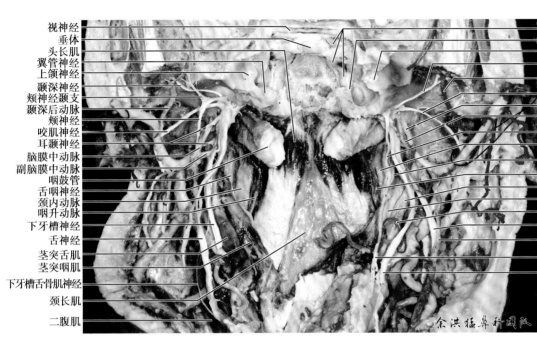

视神经
垂体
头长肌
翼管神经
上颌神经
颞深神经
颊神经颞支
颞深后动脉
颊神经
咬肌神经
耳颞神经
脑膜中动脉
副脑膜中动脉
咽鼓管
舌咽神经
颈内动脉
咽升动脉
下牙槽神经
舌神经
茎突舌肌
茎突咽肌
下牙槽舌骨肌神经
颈长肌
二腹肌

颈内动脉
翼管神经
上颌神经
颞深神经
颞深后动脉
咬肌神经
脑膜中动脉
副脑膜中动脉
颊神经
颈内动脉
舌咽神经
咽升动脉
茎突舌肌
茎突咽肌
腭升动脉
下牙槽神经
下牙槽动脉
颊神经
舌神经

余洪猛鼻科团队

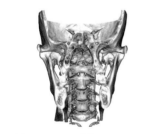
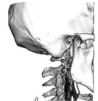

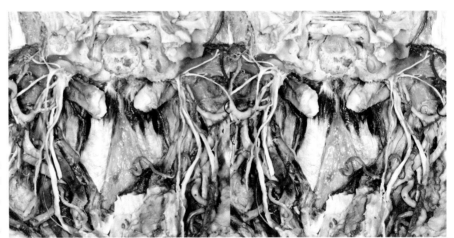

图 5-1-23 咽鼓管
去除右侧腭帆张肌、腭帆提肌,暴露咽鼓管。

平面图

体位 | 3D 图

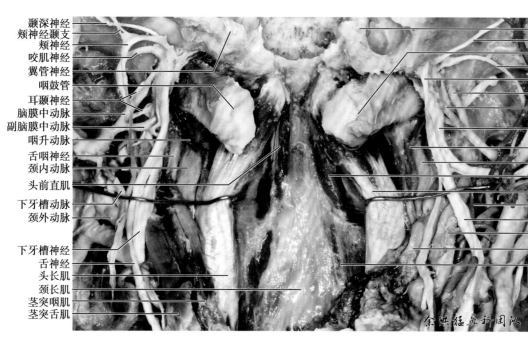

颞深神经
颊神经颞支
颊神经
咬肌神经
翼管神经
咽鼓管
耳颞神经
脑膜中动脉
副脑膜中动脉
咽升动脉
舌咽神经
颈内动脉
头前直肌
下牙槽动脉
颈外动脉
下牙槽神经
舌神经
头长肌
颈长肌
茎突咽肌
茎突舌肌

翼管神经
颞深神经
咽鼓管
咬肌神经
颊神经
脑膜中动脉
副脑膜中动脉
下牙槽神经
咽升动脉
颈内动脉
头前直肌
头长肌（牵拉）
茎突舌骨肌
舌神经
茎突舌肌
茎突咽肌
颈长肌

余洪猛鼻科团队

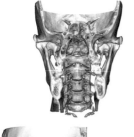
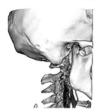

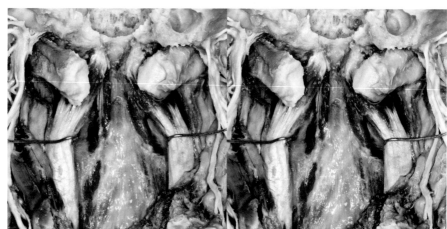

图 5-1-24　椎前肌

平面图

体位 | 3D 图

● 咽鼓管沟（eustachian tube groove）：是咽鼓管的软骨部分附着于颅底的位置，位于蝶岩骨裂的颅外面，破裂
　孔的前外侧，卵圆孔和棘孔的后内侧。卵圆孔位于翼突外侧板的上端后缘。

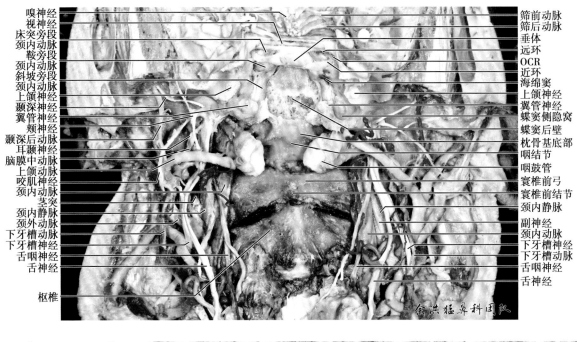

嗅神经
视神经
床突旁段
颈内动脉
鞍旁段
颈内动脉
斜坡旁段
颈内动脉
上颌神经
颞深神经
翼管
颊神经
颞深后动脉
耳颞神经
脑膜中动脉
上颌动脉
咬肌神经
颈内动脉
茎突
颈内静脉
颈外动脉
下牙槽动脉
下牙槽神经
舌咽神经
舌神经
枢椎

筛前动脉
筛后动脉
垂体
远环
OCR
近环
海绵窦
上颌神经
翼管神经
蝶窦侧隐窝
蝶窦后壁
枕骨基底部
咽结节
咽鼓管
寰椎前弓
寰椎前结节
颈内静脉
副神经
颈内动脉
下牙槽神经
下牙槽动脉
舌咽神经
舌神经

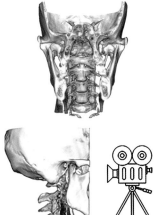

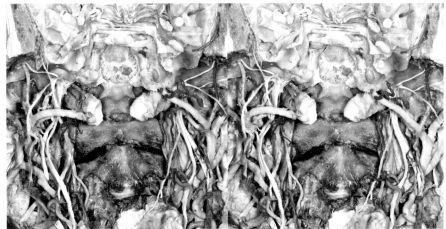

图 5-1-25　颈椎

平面图

体位 | 3D 图

- 头长肌（longus capitis）：上方附着于枕骨基底部，向下附着于第 3～5 颈椎横突。其主要功能是为上颈段提供屈曲运动能力和稳定性。侧屈运动则是其次要功能。
- 颈长肌（longus colli）：包含上斜束、下斜束、垂直束，紧密地附着于所有颈椎和 3 块上位胸椎的前表面。该肌肉沿颈段上行，并发出多个附着点附着于椎体、横突前结节和寰椎的前弓上。其功能主要是双侧收缩前屈头颈部。

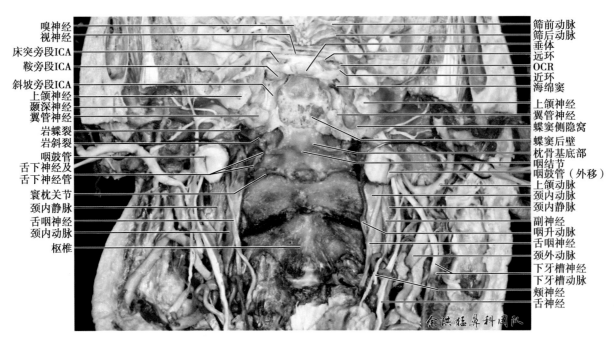

嗅神经
视神经
床突旁段ICA
鞍旁段ICA
斜坡旁段ICA
上颌神经
颞深神经
翼管神经
岩蝶裂
岩斜裂
咽鼓管
舌下神经及
舌下神经管
寰枕关节
颈内静脉
舌咽神经
颈内动脉
枢椎

筛前动脉
筛后动脉
垂体
远环
OCR
近环
海绵窦
上颌神经
翼管神经
蝶窦侧隐窝
蝶窦后壁
枕骨基底部
咽结节
咽鼓管（外移）
上颌动脉
颈内动脉
颈内静脉
副神经
咽升动脉
舌咽神经
颈外动脉
下牙槽神经
下牙槽动脉
颊神经
舌神经

余洪猛鼻科团队

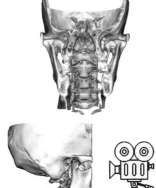

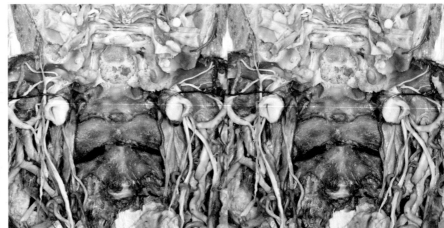

图 5-1-26　颈椎（外移咽鼓管）

平面图

体位 | 3D 图

去除椎前肌，暴露枕骨及颈椎。

颈椎位于头以下、胸椎以上的部位。位于脊柱颈段，共 7 块，围绕在颈髓及其脊膜的四周。第 1 颈椎没有椎体，呈环状称寰椎，由前弓、后弓和侧块构成。前弓后面的齿凹与第 2 颈椎的齿突形成关节。侧块上的椭圆形凹陷与颅底的枕髁形成关节，使头能做点头动作。第 2 颈椎（又称枢椎）有一向上的指状突起称齿突。寰椎可围绕齿突做旋转运动。

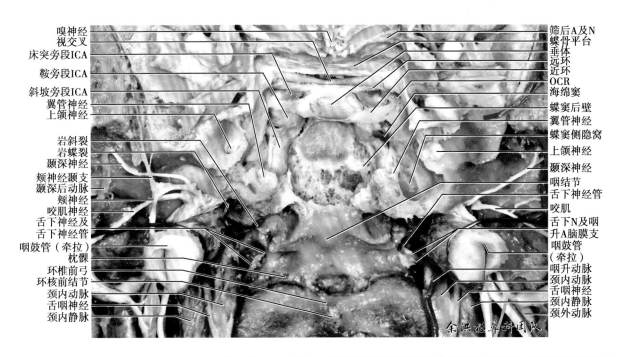

嗅神经
视交叉
床突旁段ICA
鞍旁段ICA
斜坡旁段ICA
翼管神经
上颌神经
岩斜裂
岩蝶裂
颞深神经
颊神经颞支
颞深后动脉
颊神经
咬肌神经
舌下神经及
舌下神经管
咽鼓管（牵拉）
枕髁
环椎前弓
环核前结节
颈内动脉
舌咽神经
颈内静脉

筛后A及N
蝶骨平台
垂体
远环
近环
OCR
海绵窦
蝶窦后壁
翼管神经
蝶窦侧隐窝
上颌神经
颞深神经
咽结节
舌下神经管
咬肌
舌下N及咽
升A脑膜支
咽鼓管
（牵拉）
咽升动脉
颈内动脉
舌咽神经
颈内静脉
颈外动脉

余洪猛鼻科团队

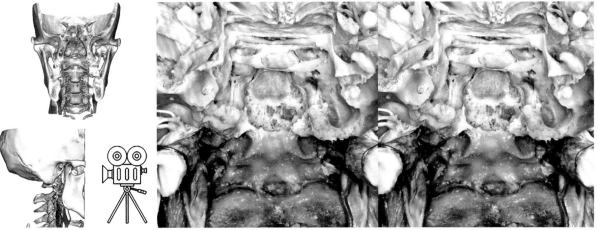

图 5-1-27　抵近观察颈椎（外移咽鼓管）
外移咽鼓管，暴露颈椎。

平面图

体位｜3D图

109

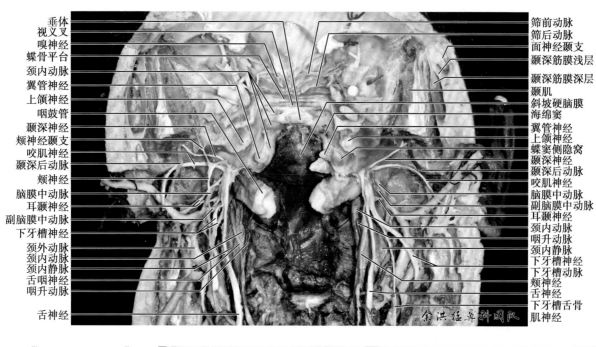

垂体　　　　　　　　　　　　　　　　　筛前动脉
视义叉　　　　　　　　　　　　　　　　筛后动脉
嗅神经　　　　　　　　　　　　　　　　面神经颞支
蝶骨平台　　　　　　　　　　　　　　　颞深筋膜浅层
颈内动脉　　　　　　　　　　　　　　　颞深筋膜深层
翼管神经　　　　　　　　　　　　　　　颞肌
上颌神经　　　　　　　　　　　　　　　斜坡硬脑膜
咽鼓管　　　　　　　　　　　　　　　　海绵窦
颞深神经　　　　　　　　　　　　　　　翼管神经
颊神经颞支　　　　　　　　　　　　　　上颌神经
咬肌神经　　　　　　　　　　　　　　　蝶窦侧隐窝
颞深后动脉　　　　　　　　　　　　　　颞深神经
颊神经　　　　　　　　　　　　　　　　颞深后动脉
脑膜中动脉　　　　　　　　　　　　　　咬肌神经
耳颞神经　　　　　　　　　　　　　　　脑膜中动脉
副脑膜中动脉　　　　　　　　　　　　　副脑膜中动脉
下牙槽神经　　　　　　　　　　　　　　耳颞神经
颈外动脉　　　　　　　　　　　　　　　颈内动脉
颈内动脉　　　　　　　　　　　　　　　咽升动脉
颈内静脉　　　　　　　　　　　　　　　颈内静脉
舌咽神经　　　　　　　　　　　　　　　下牙槽神经
咽升动脉　　　　　　　　　　　　　　　下牙槽动脉
舌神经　　　　　　　　　　　　　　　　颊神经
　　　　　　　　　　　　　　　　　　　舌神经
　　　　　　　　　　　　　　　　　　　下牙槽舌骨肌神经

余洪猛鼻科团队

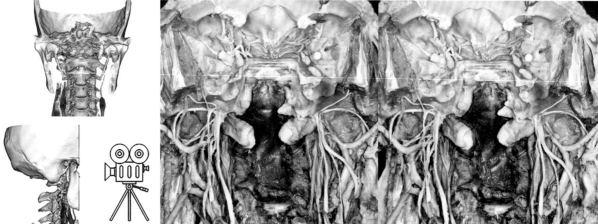

图 5-1-28　斜坡硬脑膜

平面图

体位 | 3D 图

分离咽鼓管和破裂孔之间的纤维连接，向外移位咽鼓管，向外侧暴露岩斜裂下表面、岩尖和颈静脉孔腹内侧。磨除岩尖下方骨质，暴露颈内动脉岩骨段。向后外侧暴露岩下窦、颈静脉球、后组脑神经。岩下窦引流至颈静脉孔腹内侧。第Ⅸ、Ⅸ、Ⅺ对脑神经位于岩下窦后方。颈静脉球位于岩下窦后外侧。

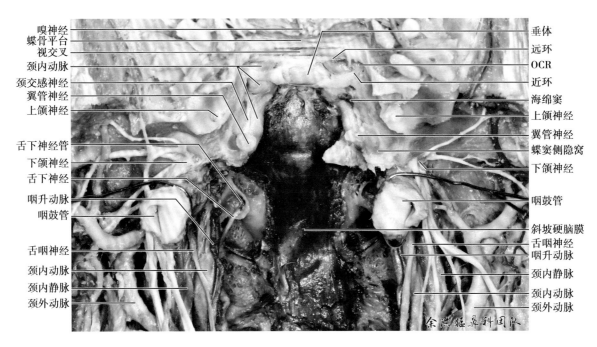

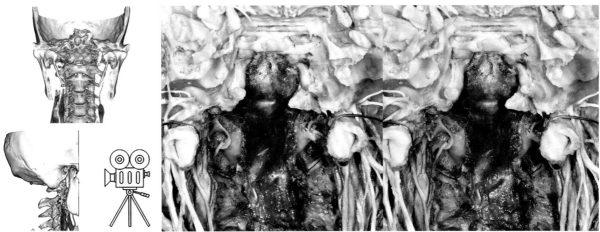

图 5-1-29 舌下神经管

平面图

体位 3D图

舌下神经为第Ⅻ对脑神经,属舌的运动神经。舌下神经经舌下神经管出颅。出颅后,有颈丛的 C_1 和 C_2 运动分支加入,同时来自 C_2 脊神经节的感觉分支加入。舌下神经在颈内动脉、迷走神经和舌咽神经之后,继而向下行于颈内动、静脉之间,在颈动脉三角内,由枕动脉起始处后方浅出,并呈弓形弯向前行,跨越颈内、外动脉及舌动脉的浅面,在舌骨大角的上方,经二腹肌后腹及茎突舌骨肌深面至下颌下三角内,在舌骨舌肌浅面前行,以多支分布于舌,支配全部舌内肌和舌外肌(茎突舌肌、舌骨舌肌和颏舌肌等)。一侧舌下神经损伤时,损伤侧舌肌瘫痪、萎缩,表现为伸舌时舌尖偏向患侧。

附　Caldwell-Luc 手术

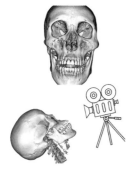
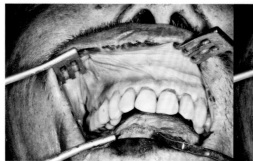
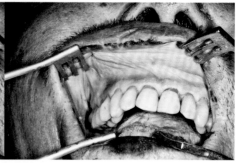

图 5-1-30　暴露唇龈沟（右）

使用拉钩暴露唇龈沟（术中建议使用无齿拉钩）。

1893 年美国学者 George Caldwell 报道了经唇龈切口尖牙窝进路的上颌窦手术，1897 年法国学者 Henri Luc 介绍了同样的方法，后人将这种手术命名为 Caldwell-Luc 手术，即上颌窦根治术。在鼻内镜技术出现之前，Caldwell-Luc 手术是处理上颌窦病变最常用的经典手术方式。20 世纪 80 年代以来，随着内镜外科学的兴起和发展，鼻内窥镜外科学已日渐普及。同时基于人们对窦口鼻道复合体的病理生理学的认识加深，以及关于鼻窦内黏液纤毛运动的方向是从窦腔的周壁朝向自然窦口等基础知识的深入了解，Caldwell-Luc 手术治疗上颌窦病变，已被鼻内镜下经上颌窦自然窦口开窗术所取代。

在鼻咽癌手术中使用 Caldwell-Luc 入路，是为了便于暴露颞下窝区域，同时增加了一个内镜和器械进出的通道，可以更加从容地应对出血等突发事件。

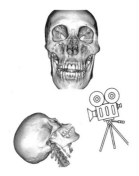
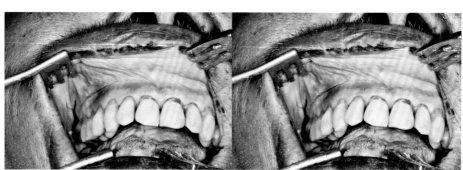

图 5-1-31　唇龈沟切口（右）

使用手术刀切开一侧唇龈沟。

Caldwell-Luc 手术的主要并发症是损伤眶下神经或其分支所导致的术后患侧面部或牙齿麻木。面颊肿胀、口腔上颌窦瘘及继发的黏液囊肿也是常见的并发症。

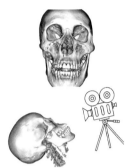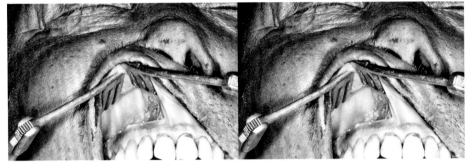

图 5-1-32 掀起上颌窦前壁组织瓣(右)

沿上颌窦骨质掀开上颌窦前壁组织瓣,直至眶下孔。上颌窦前壁中央薄而凹陷,称之为尖牙窝,行 Caldwell-Luc 手术时从此处进入窦腔。在尖牙窝之上、眶下缘之下 12mm 处有眶下孔、眶下神经及血管通过。眶下孔位于上颌骨的眶面,在眼眶下缘中点处,向下 5~8mm 处就是眶下管的开口处,称为眶下孔。

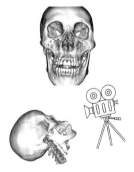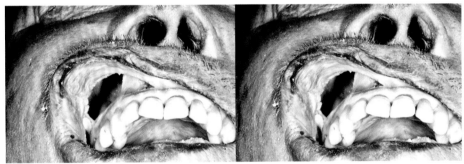

图 5-1-33 磨除上颌窦前壁骨质(右)

磨开上颌窦前壁骨质。

Robinson 和 Wormald 于 2005 年通过对前上牙槽神经和中上牙槽神经的解剖学研究发现,在前鼻孔下缘做水平线,与经瞳孔垂线相交的尖牙窝穿刺,可减少对上述神经的损伤机会。所以我们通常在上述两线相交处凿开或磨进上颌窦,并逐步扩大。上界为眶下神经水平;下界为牙槽骨;内界为近梨状孔;外界为上颌窦外侧壁。完成了上颌窦前壁的开窗后,我们开放了 3 个到达颅底的通道:①双侧鼻腔;②口腔;③上颌窦前壁,即经鼻、经口、经上颌窦前壁入路。通过这 3 个入路可以从容地处理颅底的病变组织。

第六章

内镜下鼻咽癌Ⅳ型手术
Types Ⅳ Transnasal Endoscopic Nasopharyngectomy

第一节　内镜下鼻咽癌Ⅳ型手术范围

【切除范围】

在鼻咽癌Ⅲ型手术的基础上进一步暴露颈内动脉和受侵犯的颅底,并根据病变累及范围切除颈内动脉和/或硬膜内的病变。

【适应证】

用于向外侧侵犯颈内动脉和颅内的复发性鼻咽癌。

【手术步骤】

1. 经鼻双(或单)鼻孔径路,开放患侧上颌窦、筛窦,开放双侧蝶窦,去除蝶窦间隔,去除鼻中隔后端,磨除蝶窦底,将蝶窦与鼻咽部轮廓化。

2. 扩大上颌窦口,去除上颌窦后壁骨质,去除腭骨垂直板,阻断腭降动脉,暴露翼突根部,暴露并切断腭鞘动脉,将翼腭窝组织外移,暴露翼内板和翼管神经,暴露翼管外上方的圆孔和上颌神经。

3. 改良 Caldwell-Luc 手术完成经同侧上颌窦前壁进入颞下窝和颅中窝底。沿翼管神经向后磨除并暴露破裂孔段颈内动脉,定位斜坡段颈内动脉和海绵窦前壁;磨除翼突根部暴露翼内肌和腭帆张肌,切除咽上缩肌,暴露腭帆提肌和咽鼓管软骨段,在腭帆张肌与咽上缩肌围成的上咽旁间隙内侧部分向后切除,阻断咽升动脉,向后至茎突后咽旁间隙,术中使用导航和超声多普勒定位咽旁段 ICA,切除咽鼓管软骨段和病变。阻断颌内动脉,将翼外肌从翼外板上剥离,沿翼外板向上定位蝶骨大翼下缘,磨除翼外板,向后暴露卵圆孔和下颌神经主干,翼静脉丛的出血采用可吸收性止血纱布填塞止血,定位翼外肌后内侧的舌神经和下牙槽神经,向后暴露脑膜中动脉和蝶骨棘。

4. 切除颈内动脉和/或硬膜内肿瘤组织。

5. 获取足够安全边缘,完整切除肿瘤及周围可疑组织:上方至蝶骨平台水平;下方至硬腭平面;内侧界至咽鼓管圆枕与斜坡段颈内动脉所在矢状面;外侧界上至海绵窦外侧壁即上颌神经,外侧界中至破裂孔段和岩骨段颈内动脉,外侧界下至咽旁段颈内动脉外侧方区域、颞肌内侧方,后至硬膜;向前至鼻腔和筛窦。切除颈内动脉,同时根据颅内肿瘤的位置,扩展到硬膜内肿瘤切除。

【颅底重建】

Ⅳ型鼻咽癌切除术推荐使用带蒂的鼻中隔黏膜瓣或颞肌瓣。

1. **鼻中隔黏膜瓣**　若病变没有累及同侧的鼻中隔黏膜瓣及蝶腭动脉的鼻后中隔动脉,可选择同侧的鼻中隔黏膜瓣,否则的话需要选择对侧的鼻中隔黏膜瓣。

2. **颞肌瓣**　鼻咽癌患者放疗后往往会对鼻中隔黏膜瓣的血供造成影响,术中需要切除蝶腭动脉除鼻后中隔动脉外的其他分支;若双侧鼻中隔黏膜瓣不可用,则需要使用颞肌筋膜瓣,经颞下窝转入鼻咽部进行鼻咽颅底区的重建。

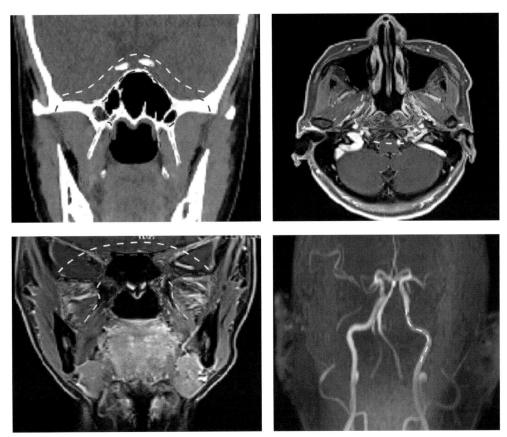

图 6-1-1　影像学检查示鼻咽癌Ⅳ型手术切除范围

红色虚线为鼻咽癌Ⅰ型手术切除范围，绿色虚线为鼻咽癌Ⅱ型手术切除范围，蓝色虚线为鼻咽癌Ⅲ型手术切除范围，黄色虚线为鼻咽癌Ⅳ型手术切除范围。

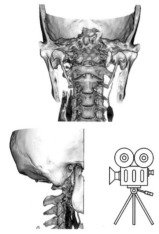

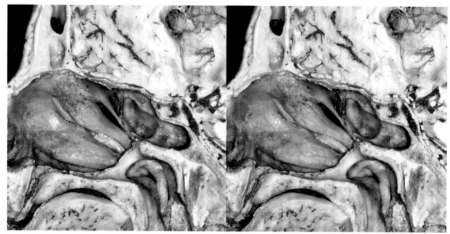

图 6-1-2　鼻咽癌Ⅳ型手术范围（矢状位）

鼻咽癌Ⅳ型手术，在鼻咽癌Ⅲ型手术的基础上进一步颈内动脉和受侵犯的颅底进行暴露，并根据病变累及切除颈内动脉和 / 或硬膜内的病变。黄色虚线为鼻咽癌Ⅳ型手术切除范围。

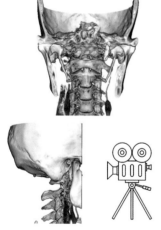

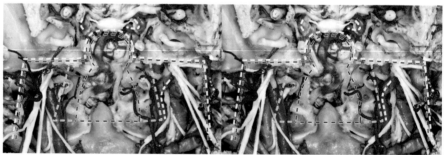

图 6-1-3　鼻咽癌Ⅳ型手术（冠状位）

黄色虚线为鼻咽癌Ⅳ型手术切除范围：在鼻咽癌Ⅲ型手术的基础上进一步颈内动脉和受侵犯的颅底进行暴露，并根据病变累及切除颈内动脉和 / 或硬膜内的病变。

红色虚线为鼻咽癌Ⅰ型手术切除范围，绿色虚线为鼻咽癌Ⅱ型手术切除范围，蓝色虚线为鼻咽癌Ⅲ型手术切除范围。

第二节 内镜下鼻咽癌Ⅳ型手术分步解剖操作

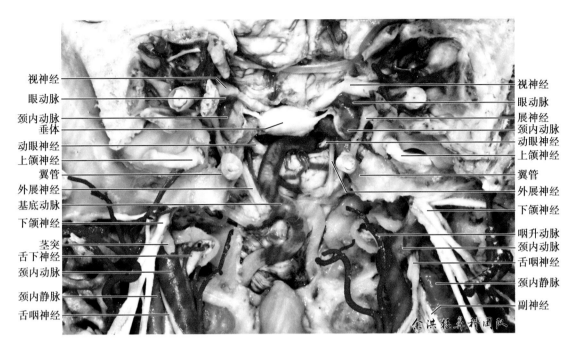

视神经
眼动脉
颈内动脉
垂体
动眼神经
上颌神经
翼管
外展神经
基底动脉
下颌神经
茎突
舌下神经
颈内动脉
颈内静脉
舌咽神经

视神经
眼动脉
展神经
颈内动脉
动眼神经
上颌神经
翼管
外展神经
下颌神经
咽升动脉
颈内动脉
舌咽神经
颈内静脉
副神经

余洪德鼻科团队

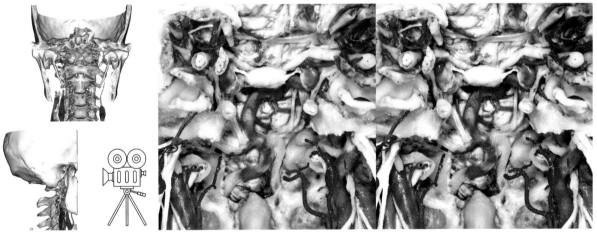

图 6-1-4 颅前、中、后窝及颈内动脉

平面图

体位 | 3D 图

依次切除翼腭窝的血管、神经组织,磨除翼内板、翼外板及翼突根部骨质,切除翼外肌下头、翼外肌上头内侧部、翼内肌、腭帆张肌、腭帆提肌、咽鼓管软骨部、茎突咽肌和茎突舌肌,分离并切除颈动脉鞘,显露咽旁段颈内动脉。

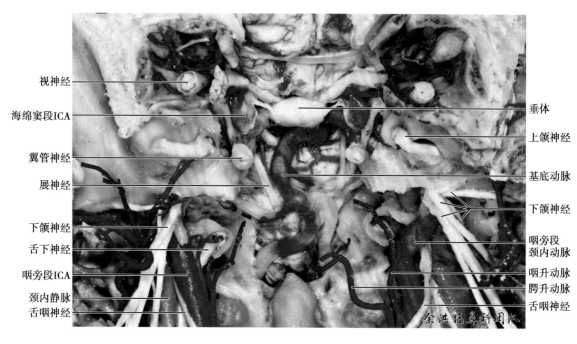

视神经

海绵窦段ICA

翼管神经

展神经

下颌神经

舌下神经

咽旁段ICA

颈内静脉

舌咽神经

垂体

上颌神经

基底动脉

下颌神经

咽旁段
颈内动脉

咽升动脉

腭升动脉

舌咽神经

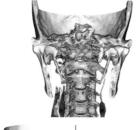

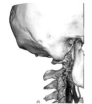

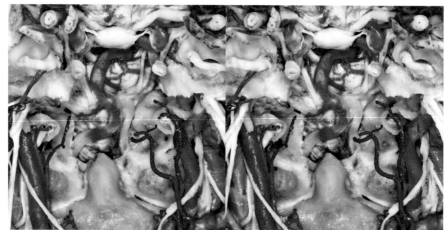

图 6-1-5　颅前、中、后窝及颈内动脉

平面图

体位 | 3D 图

咽旁段颈内动脉位于咽旁间隙颈动脉鞘内,起自颈动脉分叉,止于岩骨颈动脉管外口。咽鼓管软骨部和骨部的交界处后方、腭帆提肌在咽鼓管附着处(咽鼓管软骨部的内侧壁)后方以及咽隐窝最深处的后外侧均毗邻咽旁段颈内动脉。咽升动脉起自颈外动脉起始处后壁,在颈内动脉内侧向上走行,分为咽干和神经脑膜干。此段颈内动脉前方为茎突咽筋膜,为茎突隔膜的一部分,连接于茎突后内侧和咽隐窝之间。颈内静脉位于颈内动脉外侧,两者之间后方为迷走神经。副神经向下走行过程中跨过颈内静脉,转向外下方。舌下神经出舌下神经孔后初始位于颈内动脉和颈内静脉内侧,在向外下走行过程中位于颈内动脉和颈内静脉之间,之后转位颈内动脉外侧。

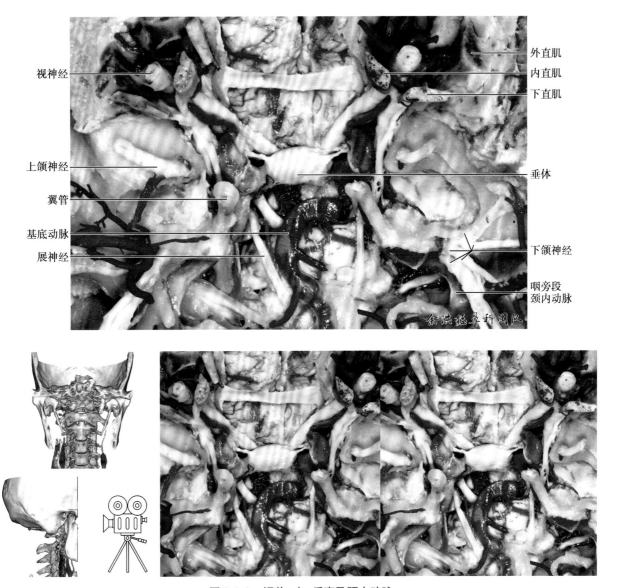

视神经

上颌神经

翼管

基底动脉

展神经

外直肌
内直肌
下直肌

垂体

下颌神经

咽旁段
颈内动脉

余洪猛鼻科团队

图 6-1-6　颅前、中、后窝及颈内动脉

平面图

体位　3D图

对于侵犯颅中窝底的复发性鼻咽癌，通常需要磨除翼突根部，追踪翼管神经，显露圆孔、卵圆孔，切除翼外肌上头，切除咽鼓管软骨部，显露位于颈动脉管外口和破裂孔下表面后外侧缘之间的岩骨段颈内动脉。翼管向后指向颈内动脉前膝部外侧，作为定位颈内动脉的标志，在磨除翼突过程中要循翼管下方向后磨除骨质，以避免损伤颈内动脉。翼管内侧为翼突结节，其指向颈内动脉前膝部中央。位于翼突结节内侧、蝶骨体下方的裂隙称为蝶翼突裂，其内通常可见与破裂孔软组织相延续的纤维样软组织，可作为定位颈内动脉的标志。

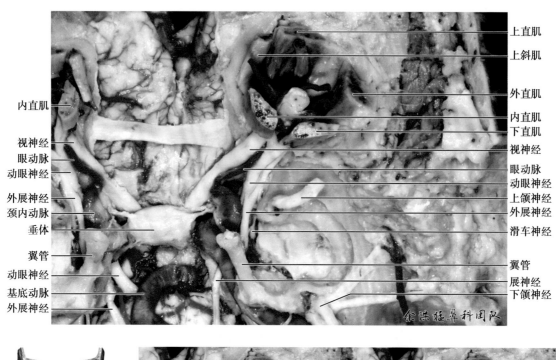

内直肌

视神经
眼动脉
动眼神经

外展神经
颈内动脉
垂体

翼管
动眼神经
基底动脉
外展神经

上直肌
上斜肌

外直肌
内直肌
下直肌
视神经
眼动脉
动眼神经
上颌神经
外展神经
滑车神经

翼管
展神经
下颌神经

余洪猛鼻科团队

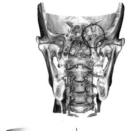

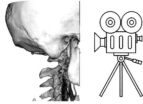

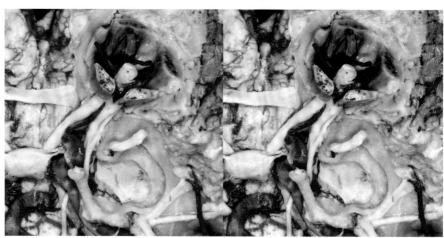

图 6-1-7　颅中窝底（左）

平面图

体位　3D 图

斜坡旁段颈内动脉起自破裂孔下面后外侧缘，止于岩尖上面水平。翼管外上方为圆孔，其内走行三叉神经第二支，即上颌神经。圆孔上方隔上颌柱与眶上裂相毗邻，眶上裂向后与海绵窦相延续。翼管在破裂孔开口的上方、圆孔的内侧以及斜坡旁段颈内动脉外侧通常有一骨性结构，即蝶骨舌突，其尖端有岩舌韧带连接。循圆孔向后磨除其下方的骨质可到达麦氏腔，其内容纳三叉神经半月节。麦氏腔上 1/3 内侧与海绵窦相毗邻。可见，翼管、圆孔、蝶骨舌突以及麦氏腔均与斜坡旁段颈内动脉关系密切，可作为后者的定位标志。

第七章

鼻咽癌相关外科重建技术
Reconstruction Techniques of Endoscopic Nasopharyngectomy

第一节　带蒂鼻中隔黏膜瓣重建技术

内镜下鼻颅底手术后，需进行颅底重建，特别是：①切除颈内动脉旁肿瘤，裸露的颈内动脉如果周围组织存在炎症反应、愈合不良、再次放疗、气流冲击等，容易造成颈内动脉壁损伤，形成假性动脉瘤，或颈内动脉直接破裂。所以需要软组织的有效保护；②切除硬膜下肿瘤，造成鼻颅沟通，导致脑脊液鼻漏，术后有颅内感染发生的风险，所以需要进行颅底重建。常用的重建修补材料可分为鼻外来源的股外侧阔筋膜、腹部脂肪和带蒂帽状腱膜骨膜瓣，鼻内来源的中鼻甲/下鼻甲游离黏膜瓣、带蒂鼻中隔黏膜瓣等。

这些材料虽皆能满足颅底修补的需求，但也有它们各自的特点和局限性。已有研究表明，颅底小缺损和颅底大缺损的修复需要区别对待。修复颅底小缺损比较简单，其成功率与修复方法或组织类型无关，不管是游离组织瓣还是带蒂组织瓣均可以获得超过95%的稳定成功率。然而，修复颅底大缺损更加推荐带蒂血管组织瓣，因为带蒂血管组织瓣可以更快、更可靠地促进伤口愈合，从而大大降低颈内动脉裸露和鼻-颅沟通所导致的严重并发症。

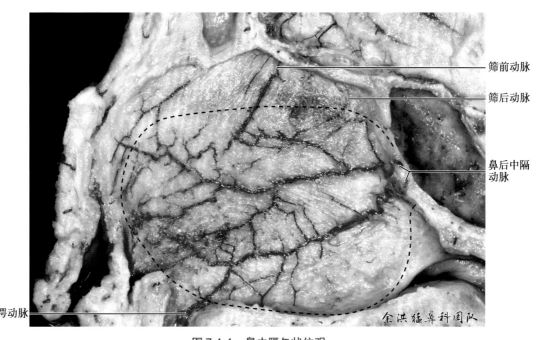

图 7-1-1　鼻中隔矢状位观
黑色虚线为鼻中隔黏膜瓣切缘。

当前鼻内镜手术适应证扩展迅速且广泛，临床病例多种多样，手术缺损面积增大，缺损情况复杂，所以内镜颅底的重建技术也得到了迅猛的发展。鼻颅底外科医生必须熟悉各种手术入路和重建技术。

掌握不同组织瓣的重建技术非常重要,因为一些组织瓣可能在术前或术中被破坏掉,比如受既往手术或放疗影响,或受肿瘤侵犯,或在暴露手术部位或切除病灶时需要牺牲。此外,缺损部位过大可能需要多个组织瓣或技术组合。2006 年,来自阿根廷 Rosario 大学 Hadad 和 Bassagasteguy 等提出了一项用于颅底重建修复的新技术,即创建一个基于鼻中隔后动脉的鼻中隔黏 - 软骨膜的带蒂血管瓣,根据他们的姓名命名为 Hadad-Bassagasteguy flap(HBF),在我国也称为带蒂鼻中隔黏膜瓣。这项技术在美国匹兹堡大学医学中心开展的鼻颅底手术中得到广泛应用,它有效降低了手术后脑脊液漏的发生率,已成为一种常规的颅底修复技术。而且在鼻咽癌术后的鼻颅底重建中,其可以有效地保护颈内动脉,避免颈内动脉裸露,防止造成大出血。

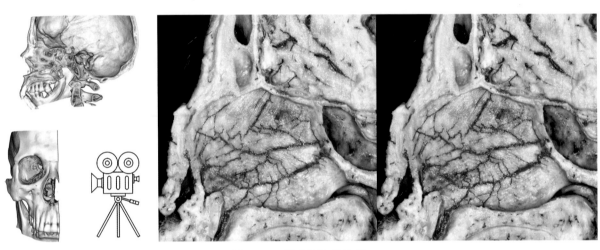

图 7-1-2　鼻中隔矢状位观

灌注标本矢状位可清晰显示鼻中隔黏膜瓣的血供。鼻中隔黏膜瓣的血供以鼻中隔后动脉为基础,鼻中隔后动脉来源于上颌动脉的蝶腭动脉,沿蝶窦口下缘、后鼻孔上缘穿行到鼻中隔,进入鼻中隔后有多个分支。黏膜瓣的蒂位于蝶窦口下缘和后鼻孔之间。制作带蒂鼻中隔黏膜瓣的过程中,最为重要的是对血管蒂的保护,黏膜瓣的大小可根据手术过程中实际需要来决定。黏膜瓣在颅底手术切除过程完成后,翻转覆盖鼻颅底缺损区。

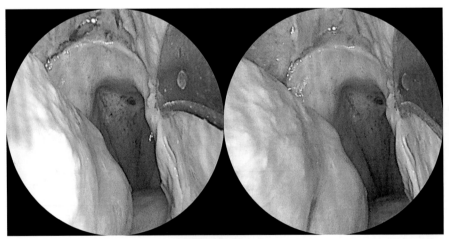

IT　inferior turbinate,下鼻甲
NP　nasopharynx,鼻咽
黑色虚线　切口

图 7-1-3　鼻中隔黏膜瓣第一切口(右)

消毒铺巾,收缩鼻腔黏膜后,用 1% 利多卡因加 1:200 000 ~ 1:100 000 肾上腺素浸润麻醉鼻中隔后,将下鼻甲和中鼻甲骨折外移,以得到良好的从筛板到鼻底的鼻中隔术野。切除一侧中鼻甲,有利于带蒂鼻中隔黏膜瓣的暴露。按照需要修补缺损的尺寸和形状设计切口。采用针状电刀或等离子刀,由后鼻孔上缘沿中隔后端下行至鼻底做第一切口,再向前。

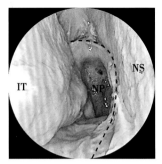

IT　inferior turbinate，下鼻甲
NS　nasal septum，鼻中隔
NP　nasopharynx，鼻咽
黑色虚线　切口

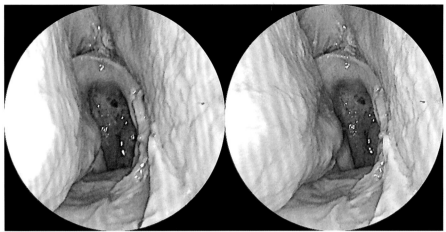

图 7-1-4　鼻中隔黏膜瓣第一切口（右）

第一切口由后鼻孔上缘沿中隔后端下行至鼻底，再向前。确保在切缘下方为骨质，并且始终贴着骨质进行切割。

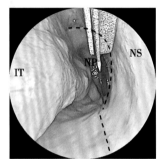

IT　inferior turbinate，下鼻甲
NS　nasal septum，鼻中隔
NP　nasopharynx，鼻咽
黑色虚线　切口

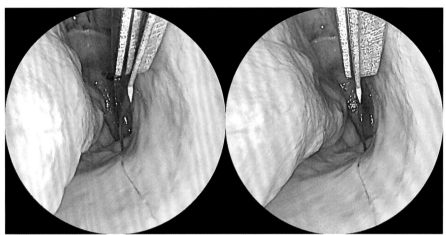

图 7-1-5　鼻中隔黏膜瓣第一切口（右）

用镰状刀片沿着鼻底向前切开鼻底的黏膜，直达骨质。在实际手术中可以使用针状单极电刀或等离子替代镰状刀片。

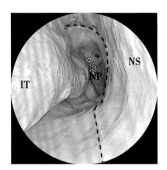

IT　inferior turbinate，下鼻甲
NS　nasal septum，鼻中隔
NP　nasopharynx，鼻咽
黑色虚线　切口

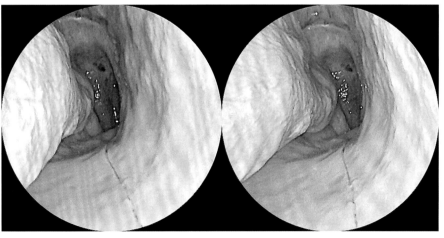

图 7-1-6　鼻中隔黏膜瓣第一切口（右）

可通过增加鼻底和下鼻道黏膜，增加鼻中隔黏膜瓣的面积。

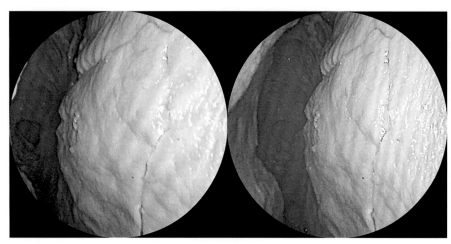

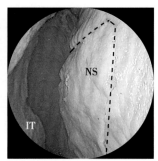

IT　inferior turbinate，下鼻甲
NS　nasal septum，鼻中隔
黑色虚线　切口

图 7-1-7　鼻中隔黏膜瓣第二切口（右）

第二切口起自蝶窦口下缘沿鼻顶下方约 10mm 处（以保护嗅黏膜），向前至鼻中隔前部。
两个切口在鼻中隔最前部通过一垂直切口连接起来。这些切口可以按照重建区域的特
点或大小改良。

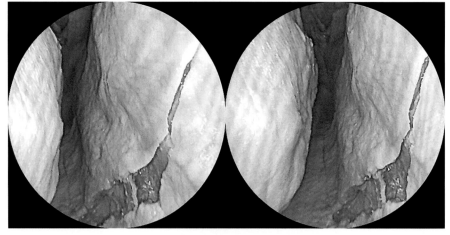

IT　inferior turbinate，下鼻甲
NS　nasal septum，鼻中隔
黑色虚线　切口

图 7-1-8　掀起鼻中隔黏膜瓣（右）

前切口在鼻中隔和鼻小柱的连接处连接上下切口，黏膜瓣的剥离从前切口的软骨膜下开
始进行剥离。

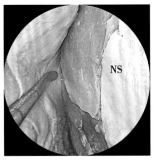

NS　nasal septum，鼻中隔

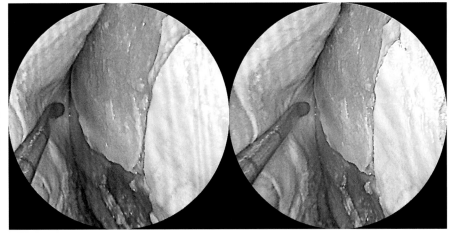

图 7-1-9　掀起鼻中隔黏膜瓣（右）
使用剥离子找到软骨膜下，在鼻中隔软骨的软骨膜下进行剥离。

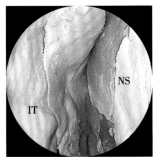

IT　inferior turbinate，下鼻甲
NS　nasal septum，鼻中隔

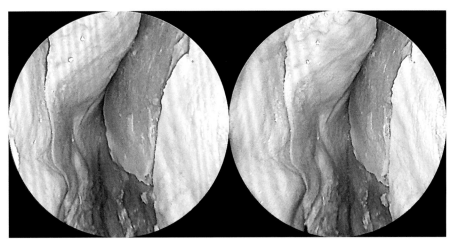

图 7-1-10　掀起鼻中隔黏膜瓣（右）
在鼻中隔软骨的软骨膜下从前向后进行剥离。

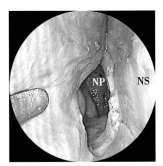

NS　nasal septum，鼻中隔
NP　nasopharynx，鼻咽

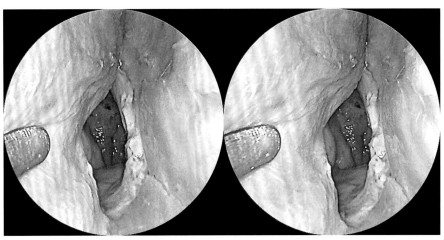

图 7-1-11　掀起鼻中隔黏膜瓣（右）
继续向后在筛骨垂直板和犁骨的位置沿着骨膜下剥离。

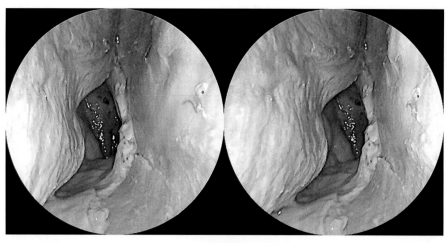

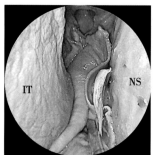

NS   nasal septum，鼻中隔
NP   nasopharynx，鼻咽

图 7-1-12　掀起鼻中隔黏膜瓣（右）

剥离的鼻中隔黏膜瓣在鼻底处切断，游离。继续向外侧壁剥离黏膜直至到达蝶腭孔的位置以游离整个黏膜瓣。

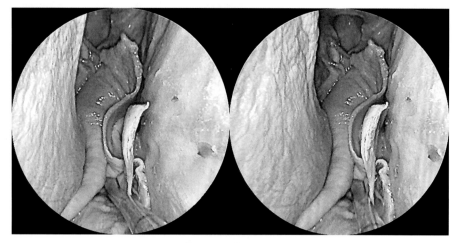

IT   inferior turbinate，下鼻甲
NS   nasal septum，鼻中隔

图 7-1-13　鼻中隔黏膜瓣置于后鼻孔（右）

将黏膜瓣游离后小心从鼻腔前部向后推移至后鼻孔，过程中注意避免撕扯黏膜瓣造成破损，更需要注意不要过度旋转黏膜瓣以保护血管蒂。

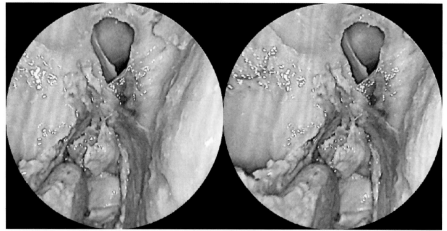

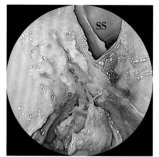

SS   sphenoid sinus，蝶窦
红色虚线　鼻后中隔动脉

图 7-1-14　鼻中隔黏膜瓣置于后鼻孔（右）

最后剥离到蝶窦口与后鼻孔上缘之间，蒂位于此处，即鼻后中隔动脉走行的位置。图示为右侧鼻中隔黏膜瓣置于后鼻孔时显露的血管蒂，注意保护，避免张力过大。

第二节　颞肌瓣重建技术

对于颅底广泛缺损的患者,尤其是病变侵犯颈内动脉周围,导致颈内动脉裸露的患者,需要更宽大、更坚韧、血运更丰富的组织瓣进行颅底修复。虽然鼻腔内组织瓣,特别是后部带蒂的鼻中隔黏膜瓣已成为内镜颅底重建最重要的组织瓣,但有时仍需要鼻外组织瓣重建。需要颞肌瓣重建的情况包括:①由于各种原因造成鼻内组织瓣无法使用;②鼻内组织瓣无法妥善修复颅底缺损。在颞肌瓣获取过程中如何保护面神经分支是技术要点之一。我们在此详细讲述颞肌瓣的获取过程和手术技术。

一、头皮及面神经颞支解剖要点

1. **头皮的解剖**　以上颞线为界,其外侧的颞部和内侧的额顶部由浅至深具有不同的分层。

（1）颞部:由浅至深分层为皮肤及皮下组织、帽状腱膜（此部位亦称额颞筋膜）、帽状腱膜下疏松结缔组织、颞肌筋膜及相应的脂肪垫、颞肌、颞骨膜。颞部脂肪垫分3层,由浅入深分别为:

1）帽状腱膜下脂肪垫:此层在颞部位于帽状腱膜和颞深筋膜浅层之间,在额顶部位于帽状腱膜和骨膜之间,较为疏松:易于分离。

2）筋膜间脂肪垫:位于颞深筋膜浅、深层之间,其后缘距眶上缘约4cm。

3）颞深脂肪垫:位于颞肌和颞深筋膜深层之间。

（2）额顶部:由浅至深分层为皮肤及皮下组织、帽状腱膜、帽状腱膜下疏松结缔组织、额骨膜。在颞部及额顶部,皮肤及皮下组织、帽状腱膜和帽状腱膜下疏松结缔组织是相互延续的。

2. **面神经颞支解剖**　面神经颞支通常分为前、中、后3支,向上跨过颧弓。其中额肌支支配额肌;眼轮匝肌支支配眼轮匝肌;耳肌支支配耳周围肌及颞顶肌。做颞肌瓣时需要保护前、中两支。在颧弓平面,耳屏至面神经颞支后支的平均距离为15.3mm。额颞部,面神经颞支埋藏于颞部的帽状腱膜下脂肪垫,然后越过上颞线,再到达额部的蜂窝组织,最终从深面支配该区域表情肌。

3. **颞肌的解剖**　颞肌（temporalis）起自颞窝,肌束如扇形向下会聚,通过颧弓的深面,止于下颌骨的冠突。颞肌上方附着于颞线,下方附着于冠突。做颞肌瓣时,由上至下分离颞肌,将颧弓附着处游离直至上颌骨冠突。以冠突附着点为中心,将颞肌瓣转入鼻咽腔覆盖创面。

二、保护面神经颞支操作要点

根据上述解剖要点,要保证面神经颞支的完整性,可采用以下两种操作方法。

1. **筋膜间-骨膜下组织瓣**　下端切口起始处要靠近耳屏,不超过耳屏前1.5cm。做好切口后从后向前分离组织瓣。在颞部上方,应沿颞深筋膜浅层和颞深筋膜深层之间分离,到达筋膜间脂肪垫（距眶上缘约4cm）时应沿此脂肪垫所在的层次（即颞深筋膜浅层的深面）进一步向前分离,而颞深筋膜深层则附着在颞肌表面。

2. **筋膜下-骨膜下组织瓣**　此组织瓣获取方法与筋膜间-骨膜下组织瓣的区别在于上颞线外侧的分离层次位于颞深筋膜深层深面,而不是颞深筋膜浅层深面。此方法同样可以保证面神经颞支不被损伤,但缺点是颞肌表面缺少了颞深筋膜深层的保护,可能会造成颞肌的损伤。

三、颞肌瓣的血供

供应颞肌的动脉主要有3条:颞深前动脉、颞深后动脉和颞深中动脉。

1. **颞深前动脉**　其由上颌动脉的第2段发出。该动脉在颞肌前缘的深面与眶侧壁前缘的骨骼之间上升,最后进入颞肌的前部。根据标本的X线显示,该动脉主要供应颞肌的前份。采用肌肉的X线面积评估供应面积,全颞肌的11%~25%（平均17%）的区域是由颞深前动脉供应。

2. **颞深后动脉**　其由上颌动脉的第2段发出,行走于颞肌与颅骨骨膜之间,进入肌肉的中份。X线显示,该动脉供应颞肌中份,占全部颞肌面积的27%～50%(平均为38%)。该动脉为供应颞肌的最重要的动脉。这一动脉与供应肌肉的另外2个主要动脉之间通过终末支形成广泛的吻合。

3. **颞中动脉**　其为颞浅动脉分支,通常起源于颧弓下0.5～2cm,并在颧弓上水平立刻穿入颞深筋膜并继续向上走行,向颞肌发出穿支,与颞深动脉吻合。供应颞肌的后份和上份的30%～58%(平均为45%)。适用于鼻颅底修复的颞肌瓣需要将颞肌瓣向内转位,所以需要切断颞深中动脉,保留颞深前动脉及颞深后动脉血供。

这里介绍了颞肌瓣的解剖学知识和手术技术。颞肌瓣是重建中颅底和后颅底缺损的重要选择之一。颞肌瓣最大的缺点是需要外部切口,创伤较大,由此可能会带来一些并发症,如前额感觉异常、面神经颞支瘫痪、脱发、切口瘢痕等。但我们不能忽视它的重要性,特别是当鼻中隔带蒂黏膜瓣或其他鼻腔内带蒂组织瓣不可用时,颞肌瓣是重要的重建方案。

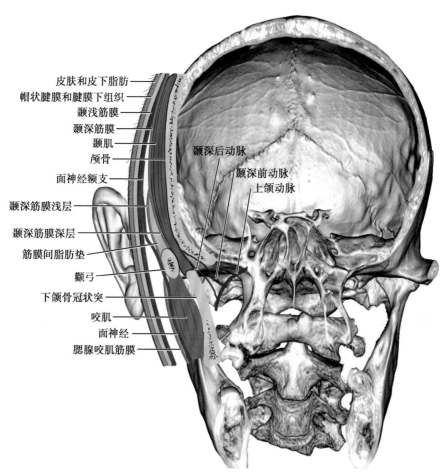

图 7-2-1　颞部头皮分层结构

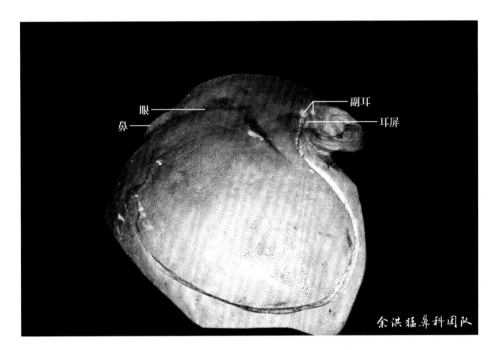

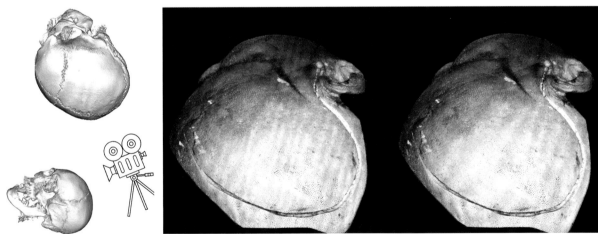

图 7-2-2　颞肌瓣（半冠状切口）

做切口：消毒铺巾之后，皮下注射生理盐水，生理盐水进入疏松结缔组织层，从而撑起帽状腱膜和颞浅筋膜。由发际线前额正中，弧形向后外侧到颞顶部，再弧形向前下，耳屏前 1cm 左右（距耳屏 1.5cm 内）切开皮肤及皮下组织、帽状腱膜，达疏松结缔组织层。切口避免超过耳屏前方 1cm 以防止损伤面神经颞支。

平面图

体位｜3D 图

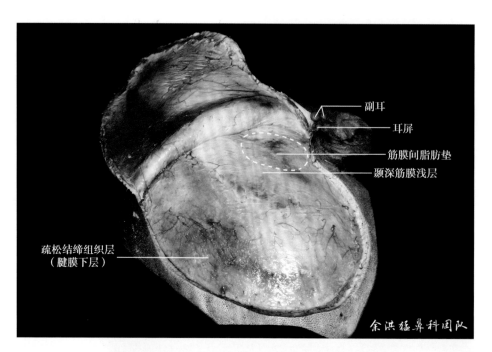

副耳
耳屏
筋膜间脂肪垫
颞深筋膜浅层

疏松结缔组织层
（腱膜下层）

余洪猛鼻科团队

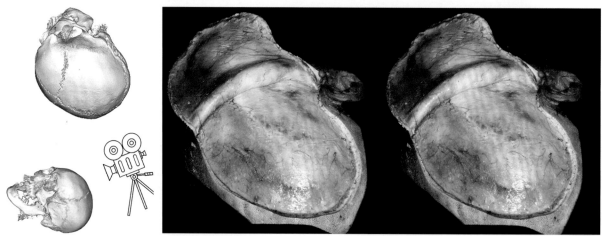

图 7-2-3　颞肌瓣（掀起头皮）

掀起头皮：于疏松结缔组织层从额部往颞部掀起头皮，靠近颧弓时，透过颞深筋膜浅层可见筋膜间脂肪垫。脂肪垫位于颞深筋膜浅层和深层之间，分离时首先紧邻筋膜间脂肪垫上缘横行切开覆盖其表面的颞深筋膜浅层，将筋膜间脂肪垫掀起后沿其深面向颧弓方向分离；避免沿颞深筋膜浅层向颧弓方向分离，否则损伤面神经的颞支。

平面图

体位｜3D图

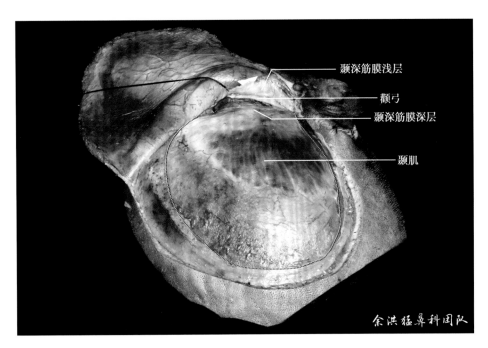

颞深筋膜浅层

颧弓

颞深筋膜深层

颞肌

余洪猛鼻科团队

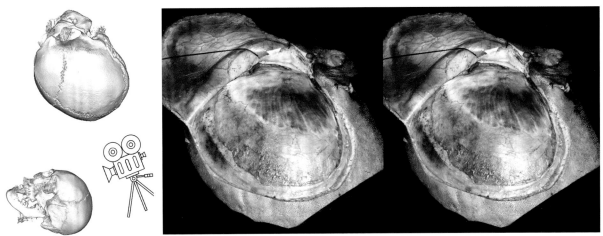

图7-2-4　分离脂肪垫

分离脂肪垫,于脂肪垫深面可见颞深筋膜深层。沿颞深筋膜深层分离至颧弓,游离颞深筋膜深层与颧弓深面。

平面图

体位 | 3D图

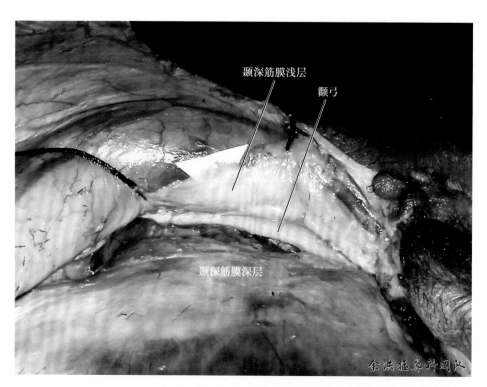

颞深筋膜浅层

颧弓

颞深筋膜深层

余洪猛鼻科团队

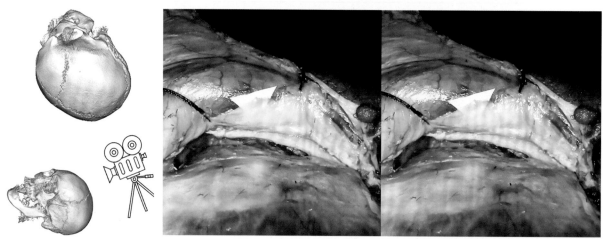

图 7-2-5 颧弓及周围结构

图 7-2-4 的局部放大图：游离颞深筋膜深层与颧弓深面。

注：笔者在颞深筋膜浅层和组织瓣之间放置一白色三角形薄片，目的是显示颞浅筋膜的解剖结构。

平面图

体位 | 3D 图

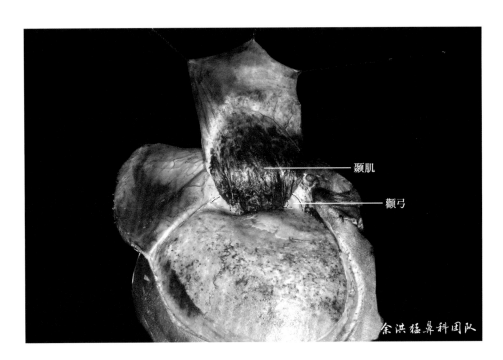

颞肌

颧弓

余洪猛鼻科团队

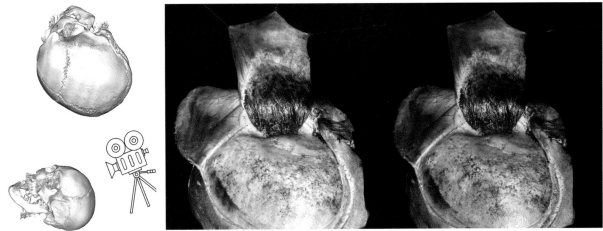

图 7-2-6　掀起颞肌瓣

平面图

体位 ｜ 3D 图

- 颞肌瓣：颞肌起于颞窝，表面覆盖颞深筋膜深层，呈扇形向下会聚走行于颧弓内侧，附着于下颌骨的冠突和下颌骨升支的前缘。其中有部分肌纤维附着于颧弓内侧面和蝶骨大翼的下缘。

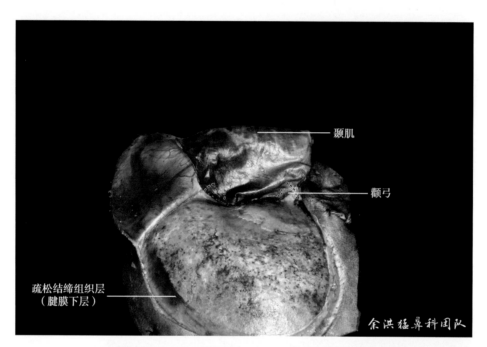

颞肌

颞弓

疏松结缔组织层
（腱膜下层）

余洪猛鼻科团队

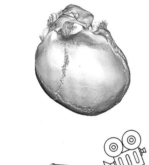

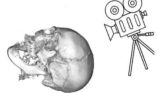

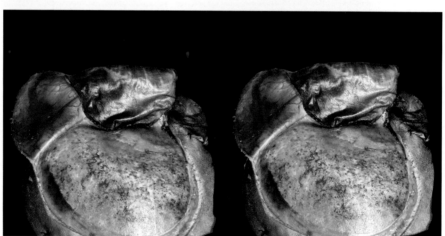

图 7-2-7　颞肌瓣转位
将颞肌瓣转位，经颞弓深面送入颞下窝。

平面图

体位｜3D 图

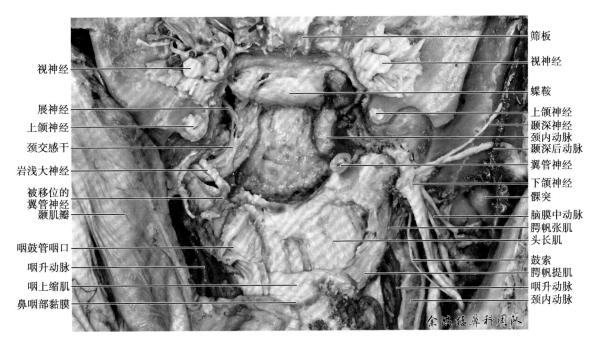

视神经

展神经
上颌神经
颈交感干
岩浅大神经
被移位的
翼管神经
颞肌瓣

咽鼓管咽口
咽升动脉
咽上缩肌
鼻咽部黏膜

筛板
视神经
蝶鞍
上颌神经
颞深神经
颈内动脉
颞深后动脉
翼管神经
下颌神经
髁突
脑膜中动脉
腭帆张肌
头长肌
鼓索
腭帆提肌
咽升动脉
颈内动脉

余洪猛鼻科团队

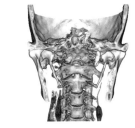

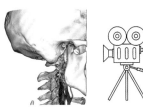

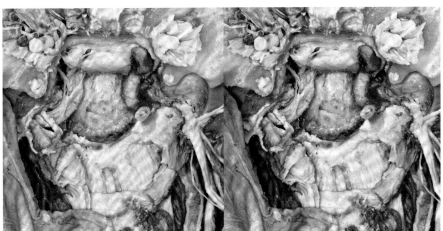

图 7-2-8　颞肌瓣修复前

平面图

体位 ｜ 3D 图

颞肌瓣经颞下窝、上颌窦后壁转入鼻腔进行颅底重建时需要将颞肌下缘的附着处充分松解。包括将附着于颧弓内侧面和蝶骨大翼腹侧面的颞肌进行充分剥离,在处理蝶骨大翼腹侧面颞肌时经外径路较难处理,且没有视野。此时可通过已建立的内镜入路经颞下窝直接显露该部分肌肉,可较容易地将其与蝶骨大翼分离。在内镜下建立经颞下窝、上颌窦的转位通道时需要最大程度地去除上颌窦后壁骨质,磨除颞下嵴,这样可以建立比较宽阔的骨性通道,便于肥厚的颞肌瓣转入鼻颅底区进行修复。该骨性通道是由颞骨鳞部、颧弓、冠突和上颌窦后壁共同组成的一个不规则的潜在通道,其中上颌窦后壁的充分去除对通道的开放至关重要,手术中需要将上颌窦后壁骨质向外去除直至充分暴露颞肌深面的前缘。

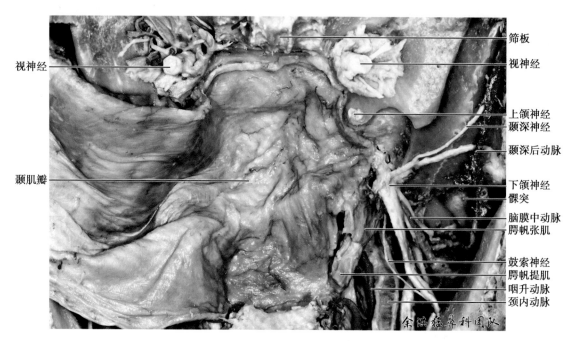

视神经

颞肌瓣

篩板
视神经

上颌神经
颞深神经

颞深后动脉

下颌神经
髁突

脑膜中动脉
腭帆张肌

鼓索神经
腭帆提肌
咽升动脉
颈内动脉

余洪猛鼻科团队

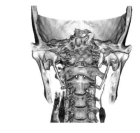

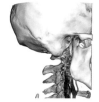

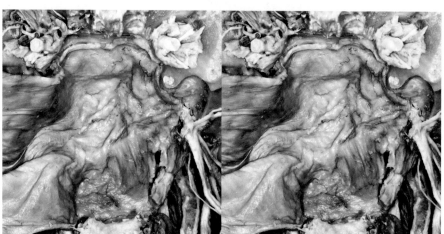

图 7-2-9　颞肌瓣修复后

平面图

体位 | 3D 图

颞肌瓣进行内镜颅底术后的重建主要适用于较大范围的颅底术腔修复,包括对同侧鞍旁、斜坡和咽旁间隙的覆盖,因其血供丰富且组织丰盈可以有效地填充缺损,且促进术腔快速修复。

在使用颞肌瓣进行颅底重建时术后使用碘仿纱条填塞 2 周,一方面可起到固定颞肌瓣的作用,另一方面可以预防术腔感染。在使用碘仿纱条填塞时应避免过度用力压迫颞肌瓣的蒂部,以保证颞肌瓣的血供。同时笔者团队发现,修复的颞肌瓣在后期的愈合过程中会发生明显的体积萎缩,这是由肌肉的神经失用性萎缩造成的。但这种失用性萎缩有利于增加鼻腔的通畅性,有利于鼻腔功能的恢复。

52